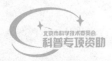

北京市科委科普专项资助

U0236686

国家癌症中心肿瘤专家答疑丛书

畏癌 看了就明白

董碧莎◎丛书主编

袁兴华◎主编

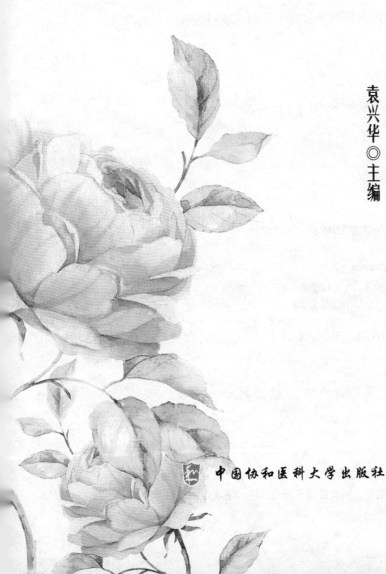

中国协和医科大学出版社

图书在版编目 (CIP) 数据

胃癌看了就明白 / 袁兴华主编. —北京：中国协和医科大学
出版社，2015. 12
（国家癌症中心肿瘤专家答疑丛书）
ISBN 978-7-5679-0500-9

Ⅰ. ①胃… Ⅱ. ①袁… Ⅲ. ①胃癌-诊疗-问题解答
Ⅳ. ① R735.2-44

中国版本图书馆 CIP 数据核字 (2015) 第 322438 号

国家癌症中心肿瘤专家答疑丛书
胃癌看了就明白

主　　编：袁兴华
责任编辑：吴桂梅　孙阳鹏
绘　　图：宋若琴

出版发行：中国协和医科大学出版社
　　　　　（北京东单三条九号　邮编100730　电话65260378）
网　　址：www. pumcp. com
经　　销：新华书店总店北京发行所
印　　刷：北京雅昌艺术印刷有限公司

开　　本：710 毫米 × 1000 毫米　　1/16 开
印　　张：7.75
字　　数：100 千字
版　　次：2015 年 12 月第 1 版　　2015 年 12 月第 1 次印刷
印　　数：1-5000
定　　价：38.00 元

ISBN 978-7-5679-0500-9

国家癌症中心肿瘤专家答疑丛书

编辑委员会

顾　　问：

陆士新　孙　燕　程书钧　詹启敏　赫　捷
林东昕　殷蔚伯　余子豪　储大同　唐平章
赵　平　王明荣　王绿化　程贵余　周纯武
乔友林　孙克林　吕　宁　李　槐　李长岭
齐　军　徐震纲　孙　莉　吴　宁　吴健雄
李晔雄　王贵齐

丛 书 主 编：

董碧莎

丛书副主编：

马建辉　王子平　王　艾　徐　波　于　雷

分 册 主 编：

王子平　张海增　徐兵河　袁兴华　蔡建强

策 划 编 辑：

张　平

国家癌症中心肿瘤专家答疑丛书

胃癌看了就明白

主　编：袁兴华

副 主 编：张弘纲　金　晶　王贵齐

编　　者（按姓氏笔画排序）：

王　力	王　铸	王　燕	王　鑫	王子平
王珊珊	王贵齐	王海燕	王慜杰	车轶群
丛明华	冯　强	叶霈智	田爱平	乔友林
刘　炬	刘　敏	刘　鹏	刘跃平	吕　宁
孙　莉	朱　宇	毕新刚	许潇天	闫　东
齐　军	吴　宁	吴秀红	吴宗勇	吴晓明
张月明	张弘纲	张海增	张燕文	李　宁
李　槐	李树婷	李峻岭	李彩云	李喜莹
杨宏丽	周冬燕	易俊林	郑　容	郑朝旭
金　晶	姚利琴	宣立学	赵方辉	赵东兵
赵京文	赵国华	赵维齐	钟宇新	徐　波
徐　泉	徐志坚	耿敬芝	聂红霞	袁正光
袁兴华	郭春光	高　佳	黄　帅	黄初林
黄晓东	彭　涛	董莹莹	董雅倩	蒋顺玲
韩彬彬	魏葆珺			

前 言

从全球发达国家癌症的发病规律中，我们看到癌症的发病率在一定阶段随经济的快速发展而呈增长趋势。在社会、人们给予普遍重视并采取相应措施之后，发病状况将逐渐趋缓。人类在攻克癌症的科学探索中取得的每一点进步，都将对降低癌症的发病率、提高癌症的治愈率起到不可低估的作用。我国目前正处在癌症的高发阶段，我们常常听到、看到以及周围的同事、亲友都有癌症发生，癌症离我们越来越近，癌症就在我们身边。癌症究竟是怎么回事，怎样才能减少患癌症的风险，得了癌症怎么办……，这些都是癌症患者、家属乃至大众问得最多的问题。为了帮助大家解除疑惑，了解更多相关知识，在癌症的治疗、康复和预防上给予专业性的指导，我们编写了这套丛书，希望能够协助患者、家属正确面对癌症，以科学的态度勇敢地与医务工作者共同战胜疾病。

《国家癌症中心肿瘤专家答疑丛书》（以下简称《丛书》）包括肺癌、胃癌、结直肠癌、肝癌、乳腺癌等5种常见癌症，分为5个分册，方便读者选用。《丛书》以癌症的诊断、治疗、预防和康复为主线，介绍了癌症的临床表现、诊断、治疗方法、复查、预防与查体、心理调节以及认识癌症、病因的探究等相关内容。书中内容均为当前在癌症预防、诊断、治疗、科研中的最新成果。书中的观点、方法均以科学研究与临床实践为依据，严谨准确，坚决杜绝用伪科学引导、误导读者，帮助患者适时的选择治疗方法正确就医、康复。《丛书》中应读者需要还纳入了有关营养饮食、心理调节内容，在癌症的治疗康复中扩大了医疗之外的视野，提示患者和家属应更加关注合理的饮食和心理调节的重要性。为了更加贴近患者和家属，《丛书》采取了问答形式，读者找到问题便可以得到答案，方便读者使用。

《丛书》各册的主编都是长期工作在临床一线的医生，参加《丛书》撰写的作者都是活跃在本专业领域的中青年专家、业务骨干。部分资深专家也加入到编者行列，为了帮助癌症患者，普及科学知识，大家聚集在一起，在繁忙的临床科研教学工作中挤出时间撰写书稿。每本分册在编写前都向患者征集问题或将初稿送患者阅读修改。每本分册都是专家与读者的真诚对话，真心交流，字里行间流露出专家对读者的一片热忱、一份爱心。《丛书》的编写覆盖了肿瘤内科、外科、麻醉、诊断、放疗、病理、检验、药理、营养、护理、肿瘤病因、免疫、流行病学等肿瘤临床、肿瘤基础领域的专业知识，参编专家100余人。有些专家特为本书撰写的稿件已经可以自成一册，因为篇幅所限，只摘取了其中少部分内容。大家都有一个共同的心愿：为读者提供最好的读物。《丛书》是参与编辑人员集体的奉献。在书稿的编写出版过程中还有很多令人感动的故事，点点滴滴都体现了专家们从事医学科学的职业追求和职业品格，令人敬佩，值得学习。在此，对参加《丛书》撰写的专家、学者及所有人员表示衷心的感谢！策划编辑张平同志在《丛书》的组稿、修改、协调、联络全过程中发挥了中心作用，做出了重要贡献，在此对她表示感谢！

最后，希望《丛书》能够给予读者更多的帮助。患者在这里可以找到攻克癌症的同盟军，我们将共同努力，为战胜疾病、恢复健康而奋斗。作为科普读物，本书还有诸多不足，请广大读者给予指正。

董碧莎

2015 年 10 月 1 日于北京

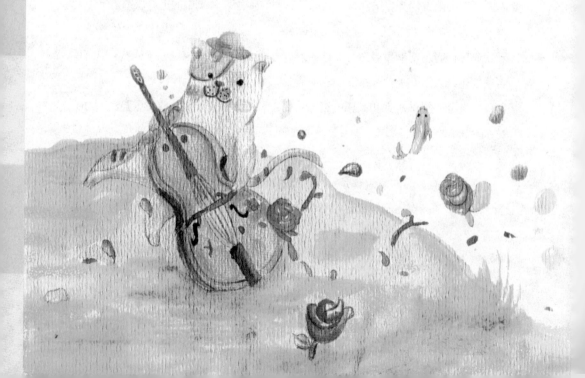

目　录

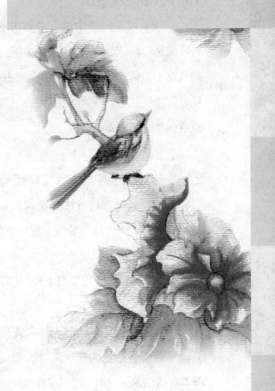

1. 什么是临床表现？

临床表现是医学术语，常指患者因罹患某种疾病而导致机体发生的一系列异常变化。临床表现包括症状和体征两个方面。症状又称为自觉症状，是指在疾病状态下机体生理异常变化所引起患者的主观感受，是患者对病情的描述，如腹痛、腹胀、恶心、呕吐等。体征是指医生在检查患者时所发现的异常变化，并能被观察与测量，如高血压、心动过速、右下腹（阑尾点）压痛等。

2. 胃癌患者的典型症状和体征有哪些？

早期胃癌没有特异性的症状和体征，与其他上消化道疾病相似，早期胃癌患者仅感到上腹饱胀、嗳气、反酸、饭后隐痛等，难以引起足够重视。当胃癌进展到晚期，才可能出现一些典型的临床表现，例如厌食、呕吐、进食后疼痛、黑便、腹胀等。查体时可发现上腹压痛、上腹肿物、锁骨上淋巴结肿大、腹水等。

3. 早期胃癌患者有哪些临床表现？

早期胃癌是指病变局限且深度只累及黏膜层及黏膜下层的胃癌，不管是否伴有胃区域淋巴结转移。早期胃癌的临床表现并不明显，具有隐蔽性，缺乏特异性，可间断发生并长期存在。主要临床表现有上腹饱胀、隐痛、恶心、呕吐、嗳气、反酸、贫血、黑便、食欲不振等。一些良性病变如胃炎、胃溃疡等也可有上述表现，因此常不被患者所重视。但即便是良性病变，同样也有恶变的可能，因此，一旦发现有类似症状要及时就医，以便及时得到诊治。

4. 进展期胃癌患者有哪些临床表现？

进展期胃癌指癌组织侵透黏膜下层，进入肌层或已穿过肌层达浆膜者。其主要症状有腹痛，表现为无节律性，进食后仍不能缓解。如肿瘤侵犯胰腺被膜，则可出现持续性疼痛，并向腰背部放射；如溃疡穿孔则可引起剧烈疼痛甚至腹膜刺激征象；如癌组织侵蚀大血管可引起上消化道大出血（呕血）；部分患者由于胃酸减少，大便可呈糊状甚至腹泻。当肿瘤侵犯胃窦导致梗阻时会出现恶心、呕吐；当肿瘤侵犯胃底贲门还可引起下咽困难；如肿瘤出现肝门淋巴结转移或压迫胆总管还可出现黄疸。当肿瘤出现远处转移时还可出现相应的转移灶症状，肝转移时可触及肝肿大；淋巴结转移时，可在左锁骨上触及肿大的淋巴结；肛门指检时可发现坐骨直肠窝周围的种植转移结节等。晚期胃癌由于肿瘤的消耗和营养障碍可以出现贫血、消瘦、腹水、全身疲乏无力等症状。

5. 为什么胃癌患者在查体时首先要查锁骨上区域？

淋巴系统是某些癌症转移的主要途径之一。中、晚期癌症患者临床表现较明显的就是淋巴结肿大，即癌细胞脱落后进入淋巴管内并在淋巴结生长。胃癌细胞扩散时经由胃淋巴管、腹腔淋巴结、乳糜池、胸导管到左锁骨上淋巴结，从而引起淋巴结肿大。因此，有经验的肿瘤科医生可以通过检查左侧锁骨上淋巴结有无肿大来判断胃癌患者的诊断和分期。

6. 出现了腹水是否胃癌已经到了晚期？

正常人腹腔内液体的标准大概在100ml左右，主要对脏、壁层腹膜起润滑作用。如果腹腔内的液体存在过多的话，临床上就称为腹水。腹水可由多种疾病引起，胃癌患者出现腹水多是由于肿瘤转移到腹膜引起，称为恶性腹水，且量大、不易被控制。胃癌患者出现恶性腹水是疾病进一步恶化的表现，提示肿瘤已经到了晚期。但某些胃癌患者由于进食差，营养摄入不足，也可因营养不良出现腹水，被称为营养不良性腹水。这类患者通过增加蛋白等营养摄取即可使腹水消除。还有一些合并肝炎、肝硬化的患者也可出现腹水。因此，患者在出现腹水时，应进行相关检查以确定腹水的性质。

7. 胃痛是不是得胃癌了？

胃痛是一种非特异性症状，很多原因都可以引起胃痛，如胃炎、胃溃疡、十二指肠溃疡等，当然也包括胃癌。单凭胃痛的症状不能断定为患了胃癌。了解疼痛的性质、诱因、持续的时间、与饮食的关系、有无恶心、呕吐等

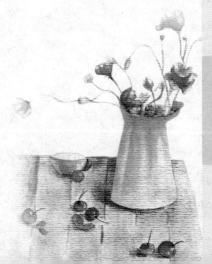

因素对疾病的诊断有极大的帮助。如果疼痛持续存在，建议到医院接受相关检查以明确病因。另外，还有一些所谓的"胃痛"不一定是胃部的病变，可能是肝、胆、膈肌、胰腺甚至是心脏的原因。因此，出现胃痛千万不要主观认为自己得了胃癌，最好的办法是到医院接受相关的检查以明确诊断。

8. 胃溃疡行胃切除术 10 年，最近总是胃痛，会是胃癌吗？

胃溃疡手术一般只切除胃的2/3，切除后残胃得癌的可能性是存在的。产生残胃癌的原因主要是由于胃切除后，胃丧失了正常的幽门功能，十二指肠内的胆汁和胰蛋白酶等能溶解黏膜上皮细胞，加速细胞分裂，从而破坏胃黏膜的屏障作用，致使致癌物渗入到细胞内，引起糜烂、出血、溃疡、萎缩，后逐步演变成癌。临床资料表明，胃切除术后，患胃癌的比例为1%~11%，医生们将它称为残胃胃癌，简称残胃癌，一般发生在手术后5~10年。胃切除5年后如果出现下述症状则应警惕：①上腹部饱胀、疼痛，消化不良，食欲减退，经药物治疗无效；②不明原因的消瘦或贫血；③上消化道少量出血，大便隐血试验持续阳性，经药物治疗无好转。怀疑有残胃癌者，应去医院做胃镜检查及细胞学或病理检查，如诊断明确应尽早治疗。

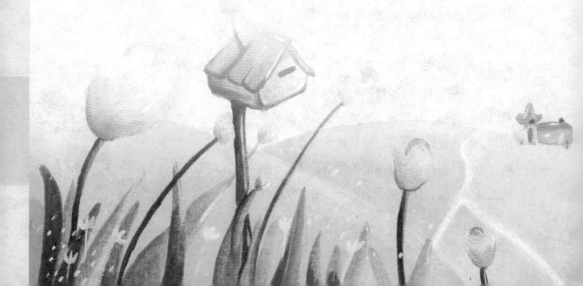

诊断篇

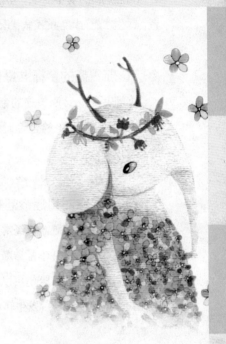

9. 诊断胃癌有哪些方法？

根据治疗目的，胃癌诊断方法分为组织学诊断和影像学诊断。胃镜检查是目前获得癌组织的主要方法，除直视下观察病变部位、大小、范围，还可通过活检获得病变标本，明确胃癌的组织学诊断。影像学诊断方法包括上消化道造影（俗称钡餐）、腹部超声、内镜超声、腹盆腔CT、MRI和PET-CT等检查。此外，血清肿瘤标志物也是评估胃癌病情的重要参考，常用标志物有CEA、CA72-4和CA19-9等。通过上述系列检查，医生才能对胃癌的疾病状况获得详细而全面的了解，为下一步治疗奠定基础。

10. 诊断胃癌的金标准是什么？

如前所述，诊断胃癌的金标准是胃镜检查。其他无创性检查，如胶囊内镜、上消化道造影、CT检查等，尽管相对简便，患者也没有明显痛苦，但诊断敏感性却难以令人满意。

11. 超声检查对胃癌诊断有何意义？

胃是一个空腔脏器，经常充满气体、液体，严重干扰超声对胃腔病变的观察。所以腹、盆腔超声并不是诊断胃癌的直接手段。但超声对实质性脏器转移和淋巴结转移则较为敏感。医生可以通过超声探查肝脏、脾脏、胃周围淋巴结以及盆腔附件，来排除胃癌是否发生转移。

12. CT 检查对胃癌的诊断有何帮助？

腹部、盆腔 CT 是最常用的胃癌检查手段，相当于医生的眼睛，透视体内的病变情况，帮助判断肿瘤的部位、范围、浸润深度、周围淋巴结是否受累、有无远处转移等情况。近年，随着 64 排螺旋 CT 的广泛应用，CT 扫描可以获得更多的解剖信息。同时，通过后期的血管成像，能够模拟出胃周围血管的走行，在术前就可以准确评估胃癌的可切除性。

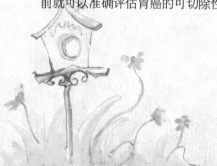
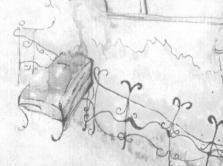

13. MRI 检查对胃癌的诊断有何帮助？

　　MRI对软组织分辨率高，具有多平面、多参数成像的能力，且血管的"流空效应"无需造影剂即可区分淋巴结与血管，因此MRI具有潜在的术前分期优势。研究显示，MRI对胃癌T分期高者术前分期较为准确。表现为特征性的瘤体及邻近器官间低信号脂肪带消失。但是，由于MRI扫描时间过长，胃蠕动及呼吸所带来的图像伪影（虚假的影像，易造成诊断上的失误）仍是当前MRI准确分期的瓶颈。

14. CT/MRI 检查为什么要做增强扫描？

　　生物学行为上，肿瘤细胞较正常细胞血流丰富，以获得足够的能量，快速生长。人们利用这个特性，在CT/MRI检查前注射某些特殊药物，这些药物将在短时间内迅速聚集在肿瘤组织内，从而容易辨别肿瘤细胞与正常组织的差别，这种扫描方式称为增强扫描。所以，尽管不同解剖结构在普通扫描中没有差异，但由于血流供应模式的不同，在增强扫描下将出现明显区别。因此，增强扫描对发现肿瘤非常重要。

15. 进行胃镜、CT、造影等检查需要 1~2 周的时间，是否会造成治疗延误，引起肿瘤扩散？

　　根据肿瘤的生长速度来推定，数周时间并不会对肿瘤的治疗产生"质"的影响。医学上常用倍增时间来衡量肿瘤的生长速度。所谓倍增时间是指肿瘤数量增加一倍所需要的时间。不同肿瘤的倍增时间差别较大，例如结肠癌需要90天左右数量才能增加一倍。所以，治疗肿瘤并没有达到急不可待的程度。同时，多数肿瘤患者年龄较大，常伴有一些影响手术安全的器质性疾病，加之胃癌的治疗与术前分期密切相关，所以，术前完善的检查对患者的整体治疗至关重要。这就是所谓"好的开始等于成功的一半"。既往在病情不够清楚的情况下，就盲目、仓促地开始不恰当的治疗，最终造成患者治疗失败的例子并不少见。这些教训提示我们，作为患者及家属，应对肿瘤治疗保持健康的心态，平和地去面对，否则恰如其反。作为医生，也要遵循正常的诊疗常规，在提高疗效的同时避免人为失误。

16. 术前检查发现胃癌没有扩散，实际情况是否真能如此？

多数情况下，术前评估与术中所见是相符的，但个别病例会存在出入。胃癌具有腹膜播散、肝脏转移和区域性淋巴结转移的倾向，这些因素直接影响手术方案的制订和治疗效果。举例来说，如果肿瘤仅局限于胃，没有淋巴结转移，则手术治疗就可能完全根除病变，达到治愈的目的。而一旦发生淋巴结转移，尽管手术方案相同，但理论上，肿瘤此时已具备远处播散的能力，可能已经超出手术范围了。此时，肿瘤分期就增加了。由于目前影像学诊断能力还存在局限，多层螺旋 CT 也无法准确发现小于 1cm 的病变。所以，即便进行了充分的术前检查，也难以发现诸如腹膜、肝脏的微小转移。因此，准确的疾病分期往往需要通过手术探查，甚至术后病理检查结果才能最终确定。

17. 胃癌患者是否需要做 PET-CT 检查？

PET-CT 利用肿瘤细胞特殊的糖代谢特点显示病变，因此是一种功能性成像，敏感性高。但现在假阳性率还比较高，且价格昂贵，所以并不适合作为胃癌的初步检查方法，主要作为常规影像学检查的补充。而对新辅助化疗后的胃癌患者，有时做 PET-CT 是有价值的。因为个别患者在化疗过程中可能出现远处转移病灶，此时 PET-CT 的结果将决定手术治疗的意义和效果。

18. 什么是"钡餐"检查？上消化道造影在胃癌诊断中的意义是什么？

"钡餐"是人们对"上消化道造影"检查的俗称，即患者口服钡剂，在 X 线透视下观察食管、胃的形态、运动，进而诊断疾病的方法。上消化道造影作为一种无创检查，易被患者接受。对判断胃癌病变的位置和范围非常重要，有助于确定手术范围的大小。

19. "钡餐"检查有禁忌证吗？

某些情况下，不适合进行钡餐检查，如活动性消化道出血、消化道不全梗阻、怀疑胃肠道穿孔和急性腹膜炎。重度腹水、全身状态极差、心肺功能衰竭无法耐受检查者，也不适合做钡餐检查。

20. 哪些情况需要进行钡餐检查?

①怀疑食管、胃肠病变时,如怀疑胃癌、胃溃疡、胃憩室等;②普查胃癌,如高发地区或高危人群的普查;③治疗后复查,如胃癌术后随诊有无复发,溃疡病治疗后复查是否治愈等;④观察周围组织器官病变对胃肠道的影响。

21. 钡餐检查前患者需要做什么准备?

钡餐检查前需要患者做以下几项准备:①检查前 12 小时禁食、禁水,以保证胃内干净和分泌物减少;②最好检查前晚口服缓泻剂,减少肠内积气对显影的干扰;③检查前 12 小时停用影响胃肠功能的药物;④检查时携带有关病历和既往拍摄的 X 线片供医生参考。

22. 什么是早期胃癌?

早期胃癌是指癌组织局限于胃黏膜和黏膜下层,不论其面积大小,也不考虑其有无区域淋巴结转移。癌病变厚度局限于黏膜层的腺癌又被分为小黏膜癌(<4cm)和表浅癌(>4cm)。一般来说,多数早期胃癌的预后较好。由于早期胃癌仅与肿瘤浸润深度相关,未包括淋巴结转移、远处转移等情况,不代表全面评估肿瘤,所以"早期胃癌"有时不是真正的"早期"胃癌。因此,对于这个医学名词的正确理解不要望文生义,还应与您的主治医生进行充分交流。

23. 如何发现早期胃癌?

临床上胃癌患者并没有典型的特异症状,早期诊断主要依靠影像学检查。在各种检查中,胃镜检查是诊断早期胃癌的最有效手段。早期胃癌是指肿瘤局限于黏膜及黏膜下层,未侵及肌层,不论肿瘤的大小。所以,部分早期胃癌仅表现为胃黏膜的浅表糜烂、小溃疡和浅表隆起,此时做上消化道造影、CT 检查,是很难发现这些微小病变的。而对于经验丰富的内镜医生而言,这些

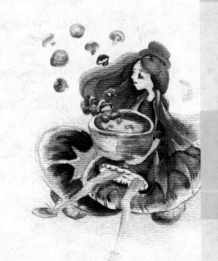

形态上的细微改变在具有放大效应的胃镜下却很容易被发现，所以建议早期胃癌患者首先做胃镜检查。

24. 特殊型早期胃癌包括哪些类型？

根据生物学特点，早期胃癌可以分为以下几种特殊类型：①一点癌：胃镜检查见癌灶很小，经胃黏膜活检诊断为癌，但在手术切除标本后，虽经全面仔细的病理检查也找不到癌组织；②微小胃癌：癌灶直径在 5mm 以下者称微小胃癌；③小胃癌：癌灶直径在 5~10mm 之间者称小胃癌；④浅表广泛型早期胃癌；⑤浅表局限型早期胃癌；⑥多发性早期胃癌；⑦残胃早期癌。

25. 什么是浅表广泛型早期胃癌？

浅表广泛型早期胃癌又称平坦弥漫型早期胃癌，指癌灶最大直径大于 4cm 的早期胃癌。表现为癌灶广泛，病变沿黏膜表面向四周播散，但病变浅表，淋巴结转移较少，手术疗效好。此型病灶与正常黏膜的边界不清，胃镜或术中肉眼常难以辨认病灶范围，容易导致切缘不净（即切除边缘仍有肿瘤残存）。

26. 什么是浅表局限型早期胃癌？

浅表局限型早期胃癌又称平坦局限型早期胃癌，是病灶最大直径小于 4cm 的早期胃癌。癌灶相对较小，边界亦较清楚，但其向深部侵袭的能力强，容易浸润至黏膜下层，较早出现淋巴结转移。

27. 什么是多发性早期胃癌？

多发性早期胃癌指胃内发生 2 个以上独立的早期癌病灶。常与微小胃癌相伴发生，肉眼难以辨认，多数在术后病理检查时发现。本型术后 5 年生存率较单发性早期胃癌低 10% 左右。因此，多发性早期胃癌的发现与病理检查的仔细程度密切相关，强调了病理医生仔细检查手术标本的重要性。多发性早期胃癌患者应定期行胃镜检查，以期早发现可能遗漏的微小癌或新发的多原发癌（多处病变都为原发，而并非转移病变）。多发性早期胃癌的研究表明，内镜医生在检查中应重视早期胃癌伴发微小胃癌的情况，避免漏诊。

28. 什么是残胃早期癌?

胃大部切除后残胃内环境会发生改变，如胃泌素减少、激素平衡失调等。同时，由于失去幽门的抗反流机制，胃切除术后容易发生胆汁反流，碱性环境会进一步破坏胃黏膜的屏障作用，促进细菌繁殖，加重胃炎。若同时有致癌因素的反复作用，则易发生癌变。残胃早期胃癌发生率较低，大体形态以平坦型多见，组织学类型以管状腺癌为主。癌旁黏膜中，中度与重度肠上皮化生、异型增生和萎缩性胃炎发生率高。因此，根据残胃黏膜病变特点，定期随访有可能早期发现残胃早期癌。

29. 早期胃癌和进展期胃癌有什么不同?

根据概念，两者差别仅在于肿瘤浸润的深度。换句话说，早期胃癌只侵犯胃壁黏膜或黏膜下层，而进展期胃癌浸润深度达肌层以上。就预后而言，早期胃癌优于进展期胃癌。

30. 什么是"皮革胃"?

胃癌具有沿胃壁弥漫性浸润的特点。当肿瘤细胞侵及大部分胃腔时，胃的外观形态就类似于用皮革制成的口袋，失去了其柔软、容易扩张的特性，而变得质硬、固定，形似皮革，故称之为"皮革胃"。"皮革胃"多是低分化腺癌、印戒细胞癌等恶性程度较高的病理类型，预后很差。

31. 早期胃癌没有淋巴结转移吗?

由早期胃癌定义可知，凡肿瘤的浸润深度尚未累及肌层者都称为早期胃癌，而不是看其肿瘤的大小和是否伴有淋巴结转移等。所以，尽管称为早期胃癌，但并不一定没有淋巴结转移。

32. 胃镜在胃癌诊断中的作用是什么?

在各种检查方法中,胃镜被公认为诊断胃癌的最好方法,特别是在早期胃癌的诊断上。在胃镜检查过程中,医生直视下对胃腔进行全面观察,并对病变部位摄影、录像,同时钳取组织样本,送病理检查,完成胃癌的确切诊断。通过胃镜,医生能够发现早期胃癌,鉴别良恶性溃疡,确定胃癌的大体类型、病灶浸润范围,并对癌前病变进行随访治疗。

33. 胃镜的诊断方法有哪些?

根据成像原理不同,胃镜检查分为以下几种:常规内镜、色素内镜、放大内镜、荧光内镜、红外线内镜和超声内镜等。

34. 什么人应该进行胃镜检查?

胃镜检查由于能清晰地观察食管、胃及十二指肠球部直至降部的黏膜状态,因此对上消化道的黏膜病变及畸形都能做出正确诊断,同时进行活体的组织病理学检查,使诊断更加可靠。胃镜检查适应证相对广泛,适合下列人群:①上腹部各种不适,疑似上消化道病变,临床又不能确诊者;②不明原因失血,特别是呕血、黑便怀疑上消化道出血者;③钡餐造影、CT等检查疑有病变不能确诊者;④需要随访的病变,如溃疡、萎缩性胃炎、胃黏膜肠上皮化生及胃黏膜上皮内瘤变等;⑤需要胃镜进行治疗者。

35. 哪些情况下不适宜进行胃镜检查?

严重心肺疾病患者,无法耐受内镜检查;怀疑消化道穿孔、休克的危重患者;患有精神疾病,不能配合内镜检查者;消化道急性炎症,尤其是腐蚀性炎症患者;胸腹主动脉瘤、脑卒中患者。

36. 胃镜检查前患者要做哪些准备?

胃镜检查是一种有创操作,患者在检查前要做好充分的心理准备和身体准备。由于胃镜从食管插入,通常患者都会对此感到恐惧、过度紧张,甚至导致检查无法进行。其实胃镜检查并不是十分难受，在诊断操作中只要与医生配合，消除紧张，尽量放松，一般20分钟左右即可完成检查。

为保证胃镜检查视野清晰，应在胃镜检查前两天开始适当减食，并停止一切口服药物。检查前一天禁止喝牛奶，最好选择软质流食。检查当天早晨禁食、禁水和一切药物，同时禁止吸烟。

需要注意的是，某些检查会干扰胃镜结果。例如，钡餐检查后，钡剂可能会黏附于胃肠黏膜上，特别是溃疡病变的部位，使胃镜诊断困难，故必须在钡餐检查 3 天后再做胃镜检查。

37. 怎样做胃镜检查？

胃镜通常是一根直径约1cm的纤维管，内有光导纤维可将冷光导入到检查区域内。检查前，会向咽喉部喷洒表面麻醉药物，减少检查过程中患者的不适反应。检查时，将胃镜从口腔经食管、胃送达十二指肠降部。胃镜前端的摄像头会将食管、胃和十二指肠的内部结构和形态，清晰地传送到高清显示屏上。通过放大的影像，便能够清楚地分辨各种病变。

38. 胃镜检查还有什么治疗功能吗？

通过胃镜检查，医生能够对胃内病变进行诊断和治疗。例如，在胃镜下钳取病变组织做病理检查，明确病变性质，这也是诊断各种胃部疾病的"金标准"。胃镜下还可以开展多种治疗方式，如高频电切胃息肉、胃镜下喷药止血、注射止血、钛夹止血等治疗，镜下切除微小胃癌、镜下微波治疗等。

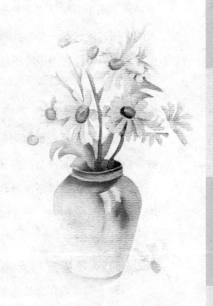

39. 幽门梗阻患者能做胃镜检查吗？

幽门梗阻患者可以做胃镜检查，但前提是必须进行充分的胃肠道准备。检查前晚必须洗胃，彻底洗清出胃内容物，直到冲洗回流液清晰为止。不能在检查当天洗胃，因为洗胃后将导致胃黏膜颜色变化，影响诊断。

40. 什么是无痛胃镜检查？

在普通胃镜检查的基础上，先通过静脉给予一定剂量的短效麻醉剂，帮助患者迅速进入镇静、睡眠状态，在毫无知觉中完成胃镜检查，并在检查完毕后迅速苏醒。由于患者在无痛胃镜检查过程中毫无痛苦，可以避免患者在痛苦状态下不自觉躁动引起的机械损伤，特别适合心理紧张、胆怯的患者。

41. 无痛胃镜检查有哪些优点？

无痛胃镜的最大优点是检查无痛苦。患者在检查、治疗过程中无任何不适，特别适合精神紧张、对胃肠镜检查恐惧者。其一，有助于消除患者的紧张、焦虑情绪，提高对检查的耐受性；其二，可以在无痛胃镜下进行治疗，创伤小；在检查过程中，对消化道出血、息肉、溃疡、狭窄等可以进行多种微创治疗。患者对整个检查无记忆、无痛苦，更能配合医生完成检查；其三，检查时间短，不计算检查前的准备时间，从开始到结束几分钟内即可完成无痛胃镜检查；其四，结果更精确，由于麻醉状态下胃肠蠕动减少，更便于发现细微病变。无痛胃镜具有放大的作用，能诊断一些微小病变甚至黏膜病变，提高诊断的敏感性和准确性，避免了常规胃镜检查中患者不自觉躁动引起的机械性损伤。

42. 哪些人适合进行无痛胃镜检查？

有胃镜检查适应证但恐惧常规胃镜检查者；伴有其他疾病而病情又非常必要做胃镜检查者，如伴有高血压、轻度冠心病、陈旧性心肌梗死、有癫痫病史者及小儿患者或精神病等不能合作者。由于全麻会抑制患者呼吸，故对伴有严重高血压、严重心脏病和脑血管疾病者不适合做无痛胃镜检查。

43. 哪些人不能进行无痛胃镜检查？

原则上同常规胃镜检查禁忌证。此外，伴下述情况者也不宜进行无痛胃镜检查：有药物过敏史，特别是镇静药物过敏史者；孕妇及哺乳期妇女；患有容易引起窒息的疾病，如支气管炎伴痰多者、胃潴留、急性上消化道大出血致胃内容物较多者；严重打鼾者及过度肥胖者宜慎重；心动过缓者慎重。

44. 为什么在做胃镜时常需要进行胃黏膜活组织检查？

多数疾病的诊断都依赖于病理组织学诊断，这也是诊断恶性肿瘤的"金标准"。而其他影像学检查都只是重要的参考指标，在准确性方面无法超过病理诊断。在胃镜检查过程中，典型疾病，例如胃炎、胃溃疡依靠胃镜下的目视观察就可以初步判断，无需病理证实。而对于某些不典型病变或者目视诊断恶性疾病者，由于诊断后果直接决定治疗方式，因此需要进行胃黏膜组织病学检查，帮助证实诊断。经验显示，早期胃癌与普通胃炎的外观有时并无明显差别，所以胃黏膜活检的诊断意义就越来越重要，临床使用频率也越来越高。

45. 胃镜诊断与活检病理结果为什么会不一致？

多项因素都能影响胃镜结果，如胃镜操作者的经验、器械分辨率、病变位置和患者的配合程度等，所以，胃镜诊断与活检病理结果有时会有出入。例如进展期胃癌的外观就很典型，诊断失误可能性不大。而对于某些早期胃癌，仅仅表现为浅表的胃黏膜糜烂、变红、浅溃疡等，肉眼观察与胃炎无异，那么诊断起来就很困难。所以，当胃镜诊断与病理结果不符时，要积极寻找原因。对高度可疑的病例，有时还需要反复进行胃镜检查才能确诊。

46. 为什么有时建议某些无症状的患者做胃镜检查？

目前，胃癌仍然是我国发病率和死亡率最高的恶性肿瘤。然而，与其他多数肿瘤一样，早期诊断胃癌比较困难。主要原因是早期肿瘤多无明显感觉，而到典型症状出现时往往已非早期，失去彻底根治的机会。临床上，多数胃癌患者仅表现为常见的消化道疾病症状，类似慢性胃炎，如上腹隐痛、饱胀感、嗳气、恶心和厌食等。由于症状轻微，难以引起患者重视。所以，胃部疾病的诊断不仅需要患者本身关注身体的变化，也需要接诊医生对此提高警惕，积极地对于一些伴有高危因素的无症状患者开展早期筛查，例如慢性胃炎、慢性胃溃疡、胃息肉、幽门螺杆菌（Hp）感染等。在日本，由于胃镜筛查胃癌开展得较为广泛、普遍，结果其早期胃癌检出率高，约50%胃癌病例为早期胃癌，极大地提高了胃癌的总体治疗效果。基于上述经验，胃镜检查已成为确诊胃部疾病的必备常规检查项目。

47. 胃镜检查后有哪些注意事项？

检查完毕后最好吃少许冰淇淋，帮助止血，但不宜饮水。待2小时后可吃流质饮食，如鸡蛋羹、牛奶、面条、米粥等。在检查过程中食管黏膜和胃黏膜受到胃镜一过性的机械刺激后，有时会出现咽喉肿痛和胃部不适感，此时应注意戒烟、酒及过热食物。经过2~3天后会自行好转。检查后不宜马上从事重体力活动，应休息1~2天。检查后3天内停服一切药物，避免刺激。完成无痛胃镜检查者，应在完全清醒后由亲属陪伴下回家，24小时内不宜驾车、从事机械性作业及需要计算、逻辑分析的工作。

48. 为什么胃镜提示胃癌，但没有得到病理证实时不给做手术？

手术前，医生必须要考虑几个重要问题：是不是胃癌（定性）？该不该手术（最佳治疗）？手术范围应该多大（手术的根治程度）？从中可以看出，如果第一步都没有决定好，后面的步骤则无法进行。从医学发展上看，除了胃癌首选手术切除外，其他胃部疾病目前几乎都可以选择非手术疗法。以胃溃疡为例，既往是药物和手术治疗相结合。近年，随着药物疗效的提高，仍需要手术治疗的病例已寥寥无几。设想，对于一个胃溃疡怀疑恶变的患者，如果术前反复病理取材都证实为良性，不必进行手术，他该有多幸运。但如果出于对疾病的担心仓促地进行了胃切除手术，结果证实为良性，又该多懊恼。所以，当遇到诊断困难时，患者及家属应戒急、戒躁，保持心态平和，与自己的主治医生进行深入沟通，以选择正确的治疗方案。

49. 什么是超声胃镜检查？

超声胃镜（简称EUS）是一种集超声波与内镜检查为一体的医疗设备。在内镜前端安装有微型高频超声探头。当内镜进入胃腔后，在操作者直接观察腔内形态的同时，又可进行实时超声扫描，以获得管道壁各层次的组织学特征及周围邻近脏器的超声图像。

50. 超声胃镜检查在胃癌诊断中有什么作用？

超声胃镜具有内镜与超声波检查的双重功能。超声胃镜检查能够帮助医生诊断早期胃癌，判断胃癌的分期及预后，指导内镜下治疗。对于胃癌患者，其预后好坏主要在于肿瘤对胃壁的浸润深度和淋巴结转移范围。超声胃镜除了能清楚地观察胃黏膜表面的微小病变外，还可以进行超声扫描，判断病变的浸润深度，特别适合早期胃癌的诊断。在准确术前分期的基础上，指导早期胃癌的内镜治疗。目前，早期胃癌患者内镜切除后的5年生存率已达85%以上，特别适合高龄、一般情况较差、难以承受开腹手术的患者。准确的术前分期是选择合理治疗方案的关键。超声胃镜在内镜观察胃腔黏膜的基础上显示胃壁的断层影像，对判断胃癌浸润深度及胃周围淋巴结转移方面具有无可比拟的优势。

51. 5年生存率是什么意思？

生存率亦称存活率，是指接受某种治疗的患者中，经若干年随访（可采用1、3、5、10年，甚至15年）后，尚存活的病例数所占比例，比例越高说明治疗效果越好。医学上为了统计癌症患者的存活率，比较各种治疗方法的优缺点，采用大部分患者预后比较明确的情况作为统计指标，通常采用5年生存率。对每位患者个体来讲就是指能活过5年的概率，并不是只能活5年的意思。对肿瘤患者来讲，生存超过5年以后再次出现复发或转移的概率就已经很低了，因此，5年生存率常常也代表着治愈率。

52. 什么是色素胃镜？

色素胃镜指通过各种途径（口服或直接喷洒）将色素染料导入内镜下需要观察的黏膜，使病灶与正常黏膜颜色对比更加明显，从而有助于病变的辨认，提高活检准确性。该技术自1966年在日本首创以来，已被广泛应用于胃肠道黏膜病变的诊断，特别是在诊断早期食管癌、胃癌及癌前病变中显示出很高的价值。

53. 色素胃镜的染色方法对胃癌的诊断有何帮助？

普通内镜诊断中晚期消化道肿瘤较为容易，但容易漏诊早期癌及微小癌。而色素内镜则弥补了普通内镜的不足，提高了早期癌及微小癌的诊断率，尤其对于中老年人。早期癌及微小癌在普通内镜下与炎症很难区别。因此，盲目取材具有很大的随意性，不利于发现真正的病变。如果在内镜检查中增加染色技术，则可以清晰地显示病灶与周围组织界限、病变形状、边缘和范围，避免活检取材的随意性，提高检出率。

54. 色素胃镜检查的禁忌证有哪些？

碘过敏患者禁用碘染色法。尿素、酚红、麝香草酚染色由于有高血氨的危险，肝硬化患者慎用。但极少数病例仍可能对上述染料具有过敏的危险。因此，检查前应了解患者有无过敏史，特别是对染色剂有过敏反应者。

55. 什么是荧光胃镜？有什么特点？

研究表明，在不使用任何荧光素的情况下，如果用特殊光源照射癌组织，则正常组织与癌组织的自激光会有明显差异。利用这一特征就能准确识别恶性肿瘤的存在与否。荧光胃镜就是利用这一原理制成的荧光检测装置。由于这种荧光差异是肿瘤细胞的一种特性，在肿瘤体积还比较小时也能被荧光胃镜检测出来，极大地提高了恶性肿瘤的早期诊断率。

56. 什么是肿瘤标志物？

肿瘤标志物是指在恶性肿瘤发生和增殖过程中，由于肿瘤细胞的基因表达（高或低表达）不同而合成、分泌并脱落到体液或组织中的物质，或是由机体对肿瘤反应异常而产生并进入到体液或组织中的物质。这些物质有的不存在于正常人体内，只存在于胚胎中，有的在正常人体内含量很低，当身体内发生肿瘤时其含量逐渐增加超过正常人的水平。总之能够反映肿瘤存在和生长的这一类物质被称为肿瘤标志物。

57. 怀疑是肿瘤时，为什么常要求查几种肿瘤标志物？

怀疑某种肿瘤时，常要求查几种肿瘤标志物。原因是每种肿瘤标志物的灵敏度和特异性都不同。单一指标只能反映某种肿瘤的一个侧面，联合检测多种肿瘤标志物，可以提高该种肿瘤的阳性检出率，帮助临床医生对疾病的诊断。

58. 胃癌的相关肿瘤标志物有哪些？

常用的胃癌肿瘤标志物包括 CEA、CA19-9、CA242、CA72-4。

59. 体检发现肿瘤标志物升高，是不是得癌症了？

由于肿瘤标志物没有足够的灵敏度，不能排除假阴性结果，同时还有假阳性可能。因此，一般不能仅凭肿瘤标志物确诊癌症，其检测意义主要在于提示。通俗来说，受检者肿瘤标志物升高不意味着患有肿瘤，肿瘤患者的肿瘤标志物也不一定升高。临床上，更注重的是肿瘤标志物的动态变化，据此结合其他检查综合做出判断。

如果单次检查提示某项肿瘤标志物轻度升高，不必过于紧张，应该找专科医生就诊，先排除一些影响检测结果的因素，并在1~2个月内再次复查。如果动态检测结果持续升高，则提示可能存在肿瘤，应及早进行影像学检查。一般情况下，轻度升高，发生肿瘤的可能性不大。根据自身情况选择动态观察，或是进一步检查。如果指标升高明显或持续上升，则提示肿瘤可能性较大，应尽快就医。

60. 化验单上的 CEA 是什么意思？

癌胚抗原（CEA）为存在于胃肠道肿瘤及胚胎肠道黏膜上皮细胞的一种糖蛋白，由胎儿胃肠道上皮组织、胰和肝的细胞合成。通常在妊娠前 6 个月内 CEA 含量增高，出生后含量下降。健康成年人血清 CEA 浓度小于 $5\mu g/L$。而患胃肠道肿瘤时，CEA 反流入淋巴或血液而致血清 CEA 升高。当 CEA 高于 $20\mu g/L$ 时，则意味着可能有消化道肿瘤。CEA 是一种广谱肿瘤标志物，在多种恶性肿瘤中都有升高，如肺癌、结直肠癌、胰腺癌、胃癌、乳腺癌等。CEA 含量还受到其他因素的影响。吸烟者可能出现假阳性，妊娠期妇女、心血管疾病、糖尿病、非特异性结肠炎者中有 15%~53% 的血清 CEA 也会升高。

61. CA19-9 有什么意义?

　　CA19-9 为唾液酸化的乳 -N- 岩藻戊糖Ⅱ，是一种类黏蛋白的糖蛋白成分。正常人血清浓度小于 37U/ml。其升高通常见于胰腺及胆道系统肿瘤，但结直肠癌、肝癌和胃癌患者中 CA19-9 也可能升高，对诊断有提示意义。联合检测 CEA 和 AFP 可进一步提高检出率。CA19-9 还受到其他因素的影响，如一些消化系统良性疾病中 CA19-9 也有所升高，文献报道近 10% 的胰腺炎患者血清 CA19-9 有中等程度升高。

62. CA242 与哪些肿瘤相关?

　　CA242主要与胰腺癌、胃癌、结肠癌相关，在肝癌、食管癌、肺癌中也有所升高。同时，一些良性胃肠疾病也会影响CA242浓度，如肝炎、肝硬化。

63. CA72-4 有什么意义?

　　CA72-4 是一种高分子量糖蛋白，正常人血清含量小于 6U/ml，在各种消化道肿瘤、卵巢癌中异常升高。对胃癌的检测特异性较高，不到 1% 的良性胃病 CA72-4 升高，而 42.6% 的胃癌会升高。如与 CA19-9 同时检测，阳性率可达 56%。除胃癌外，CA72-4 在乳腺癌、肺癌、卵巢癌中也有不同检出率。

64. 肿瘤标志物可以用来评价疗效吗?

　　肿瘤标志物最重要的价值是观察手术、放疗或药物治疗是否有效。由于任何肿瘤标志物都有一定的半衰期，也就是一定的代谢时间。如果某种标志物的浓度持续时间显著超过正常范围，则表明存在肿瘤残留，如手术切除不足、肿瘤抗药、肿瘤复发等情况。

65. 为什么已经诊断为肿瘤，但是肿瘤标志物并不升高?

　　肿瘤标志物的敏感度并不高，尽管肿瘤的诊断已经明确，但肿瘤标志物却是正常的情况，也就是假阴性。下述原因与假阴性相关：①产生肿瘤标志的肿瘤细胞数目少；②细胞表面被封闭；③机体体液中一些抗体与肿瘤标志物（肿瘤抗原）形成免疫复合物；④肿瘤组织本身血液循环差，产生的肿瘤标志物不能分泌到外周血中。此外，血液标本的采集、贮存不当也会影响肿瘤标志物测定的结果。

66. 什么是大便潜血？大便潜血试验对诊断胃癌有何帮助？

大便潜血亦称便隐血，是指消化道少量出血，红细胞被消化破坏，而粪便外观无异常改变，肉眼和显微镜下均不能证实的出血。利用各种特殊的酶联免疫方法，人们可以检测出消化道的微量出血，这些方法统称为大便潜血试验。大便潜血试验的意义在于早期提示消化道肿瘤。文献表明，约20%的消化道肿瘤患者大便潜血试验阳性，晚期肿瘤患者则可达90%以上，并呈持续阳性。因此大便潜血试验常作为筛查消化道肿瘤的首选指标。此外，其他引起消化道出血的疾病也可导致大便潜血试验阳性，如消化道溃疡、炎症、痢疾、直肠息肉、痔疮出血等。

67. 如何做大便潜血试验？

做大便潜血试验需要收集 3 个粪便样本。通常用棉花棒的末端收集少许粪便样本即可。大便样本应该在每天的不同时段进行收集，因为结肠癌会间歇性流血，而非持续性流血。所以，增加采样频次将增加发现肠道病变的可能性。除了在医院进行大便潜血检查外，患者也可在药房购买相应试剂盒在家里做检测。

68. 大便的颜色发黑，需要做什么检查？

大便颜色发黑一般与消化道出现血性物质或吃了鸭血、猪血等食物有关。根据来源，可以分为内源性和外源性，前者来自于患者本身，如消化道出血，且以上消化道出血多见，这是因为血液与胃酸混合后，红细胞破坏后析出铁离子，形成黑色的硫酸亚铁所致。而外源性途径多为经口进食血液性制品，如鸭血、猪血等，某些中药也可产生黑便。为辨明黑便原因，通常要进行大便潜血试验，若结果为阳性，则需进一步检查。引起潜血阳性的原因中，以消化道肿瘤多见，所以需要引起重视。

69. 中年患者反复胃痛不适，服药时好时坏。为什么需要做胃镜？

　　胃癌通常在早期是没有什么特殊症状的，如果认为只有明显的胃痛、乏力、恶心、呕吐才是胃癌的症状，那就大错特错了。对于胃癌的早期诊治，重要的一点要对此提高警惕，了解其易感因素。先介绍一个名词——癌前疾病，顾名思义，就是指处于发生癌变之前的疾病，其标准定义是容易发生癌变的疾病。常见的癌前疾病有胃息肉、胃溃疡、慢性萎缩性胃炎、幽门螺杆菌（Hp）感染等。加之肿瘤多与年龄相关，所以，对具备高危因素的患者就应提高警惕，治疗方面就要相对积极。目前，胃镜是诊断胃癌的首选检查。回到本例患者，我们可以初步判断为慢性胃炎（胃溃疡）药物治疗效果不佳，兼之胃癌的高发年龄，采用胃镜排除胃癌就不难理解了。所以，患者如果对检查或治疗存在疑问，不要道听途说，而要主动与医生沟通，相信能够获得一个满意的结论。

70. 多次胃镜病理结果不同，应以哪次为准？

　　影响胃镜活检结果的因素较多，在考虑医生经验、器械、标本制片的影响后，一般要采用活检病变最严重的当次病理结果。这是因为胃镜组织检查是点状活检，就是医生对可疑病变进行6块或以上的采样，以保证采样组织能够充分代表病变状态。即便是这样，也无法保证取材点是病变最严重的位置。所以从理论上讲，胃镜活检诊断多是不足的。为防止漏诊，应对高度可疑病例采用反复、多次胃镜活检，避免人为失误。

71. 为什么已经诊断是胃癌，手术前还要拍 X 线胸片？

　　X 线胸片是观察肺脏的常规检查，手术前拍 X 线胸片主要有两个目的：①肺部是否有转移；②是否存在肺部的严重器质性病变，不适宜进行手术治疗。因此，尽管 X 线胸片是一项简单的常规检查，但却是肿瘤术前评估的完整组成部分。

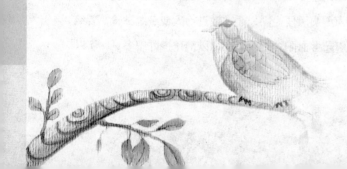

治疗篇

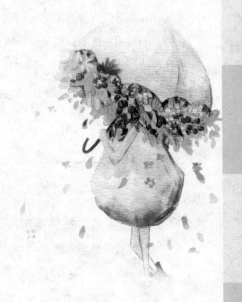

72. 治疗胃癌的主要方法有哪些？

胃癌的治疗方法多种多样，包括内镜下治疗、外科治疗、化疗、放射治疗、靶向治疗、最佳的支持治疗、中医中药治疗等。

治疗方案的选择，应根据病变的分期、患者的身体情况进行综合分析，采取个体化综合治疗。

73. 如何决定治疗方案？

胃癌的治疗原则主要根据胃癌的分期来定，同时注意治疗的个体化原则，即根据患者的年龄、身体状况及合并症情况调整治疗方案。

胃癌治疗原则：

胃癌 0 期、I 期以根治性手术治疗为主，手术后定期复查，不需要手术后的辅助治疗。对早期胃癌合并幽门螺杆菌感染者，国内推荐采用局部切除或胃大部切除，术后还应进行清除幽门螺杆菌感染的治疗。

胃癌 II ~ III 期，根治性手术以后，术后辅助化疗和放疗，也可做术前、术中化疗或放疗。

胃癌 IV 期胃癌主要治疗方法是化疗，必要时进行姑息性手术或放疗，配合最佳的支持治疗。

（一）外科治疗

---

74. 哪些手术方式是胃癌根治性手术？

胃癌根治性手术的术式要根据肿瘤部位、进展程度以及临床分期来确定。

早期胃癌由于病变局限、淋巴结转移较少，可施行 D_2 以下的胃切除术，可选择腹腔镜或开腹手术。对于 <1cm 的非溃疡凹陷型胃癌，直径 <2cm 的隆起型黏膜癌，可在内镜下行胃黏膜切除术。

进展期胃癌的标准外科治疗是 D_2 淋巴结清扫的胃切除术。远端胃癌需行根治性远端胃大部切除术，切除胃的 3/4~4/5，清除一、二站淋巴结，切除大小网膜、横结肠系膜前叶和胰腺被膜；消化道重建可选胃空肠 Billroth I 式或 Billroth II 式吻合。胃体与胃近端癌可行根治性全胃切除术，消化道重建常行食管空肠 Roux-en-Y 吻合，或是十二指肠食管间空肠间置手术。近端胃癌也可选用根治性近端胃切除、胃食管吻合等。

75. 开放性胃癌根治术和腹腔镜辅助胃癌根治术各有什么特点？

腹腔镜辅助胃癌根治术相对于开腹胃癌根治术，具有创伤小、胃肠道干扰小、出血少、手术后疼痛轻、术后患者恢复快、切口瘢痕小等优点，但需严格掌握适应证。

目前，已被认可的腹腔镜胃癌根治性手术的适应证是肿瘤浸润深度在 T_2 以内的胃癌患者，而我国及欧美国家的一些学者认为，由于腹腔镜胃癌手术与开腹手术在手术方式及肿瘤根治彻底性方面是一致的，于是将肿瘤侵犯浆膜层，但浆膜受侵面积 ≤ 10cm^2 的进展期胃癌患者采取腹腔镜胃癌 D_2 根治术作为临床探索性研究。对于胃癌伴浆膜层受侵面积 >10cm^2，或肿瘤直径 >10cm，或淋巴结转移灶融合并包绕重要血管者和（或）肿瘤与周围组织器官广泛浸润者不宜采用腹腔镜手术。

总之，对于符合适应证的胃癌患者，腹腔镜手术相对于开放性手术更有优势；但对于不符合适应证的胃癌患者，切不可为追求微创而盲目选择腹腔镜手术。

76. 什么是扩大的胃癌根治术？

适用于胃癌侵及邻近组织或脏器，包括胰体、尾及脾的根治性胃大部切除或全胃切除；有肝、结肠等邻近脏器浸润可行联合脏器切除术。

77. 胃癌的姑息性手术包括哪些？

对于有腹膜受累、远处转移或局部外侵（如肿瘤侵犯或包绕大血管）的患者，肿瘤无法行根治性手术切除，通常不建议行姑息性胃切除术。但如果存在出血、梗阻等情况，可采用姑息性手术的方法解决上述问题，常用的方法包括姑息性胃切除术、胃空肠短路手术、胃或空肠造瘘术等。

78. 什么是空肠造瘘术？空肠造瘘术适用于哪些患者？

空肠造瘘术是一种暂时性的部分造瘘术，多用于插管式造瘘，即将空肠营养管置入空肠内，经腹壁引出并固定。

空肠造瘘术主要适用于以下患者：

（1）幽门梗阻、十二指肠瘘、胃肠吻合口瘘、营养不良者。

（2）食管狭窄，不能进食、全身营养不良，而狭窄又不能用手术解除者。

（3）胰头、壶腹癌致梗阻性黄疸，无法施行切除术，行胆道内引流术又无条件时，胆汁可经胆道外引流，再自空肠造瘘返入肠腔。

（4）急性重型胰腺炎术后估计短期内不能进食，可经空肠造瘘补充营养。

79. 月经期患者能接受手术吗？

除非是急诊手术，对月经期患者不宜实施择期或限期手术。因为月经期患者脱落的子宫内膜含有较多纤溶酶原激活物，导致血液中纤维蛋白溶解系统活动增强，容易导致出血量增多，增加了手术危险性。此外，月经期患者抵抗力降低，增加了感染的风险。

80. 为何有的胃癌患者需要开胸手术？

一部分近端胃癌，因病变累及贲门或食管下段，甚至出现胸腔及纵隔淋巴结转移，仅通过开腹手术是无法彻底切除肿瘤的。如果开腹手术后又要进一步进行开胸手术，必然增加手术创伤，增加术后并发症的发生率。因此，如术前评估通过开腹入路手术无法彻底切除肿瘤，可考虑开胸入路手术。

81. 胃癌可以不开刀吗？

对于这样的问题不能简单地用"是"或"否"来回答，常常需要根据胃癌患者的具体情况做决定。对于胃癌是否手术治疗，患者和家属常常存在着较多的顾

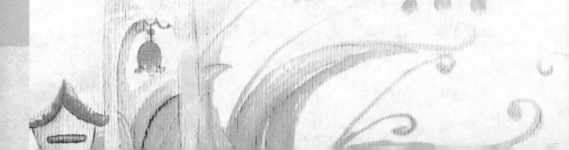

虑，主要是害怕手术会引起肿瘤的扩散，反而促使病情的进一步恶化。目前对于早期胃癌患者应做根治性切除手术，这是有可能治愈胃癌的唯一治疗方法，在这一点上不存在任何异议。Ⅰ期胃癌的手术治愈率在 90% 左右，Ⅱ期胃癌也可以达到 70% 左右。对于局部较晚的进展期胃癌，可在进行新辅助化疗后争取创造根治性手术切除的机会。但对于晚期胃癌，手术切除已经不是首选治疗方案了，应以全身化疗和对症支持治疗为主。

82. 出现手术并发症后应该怎么办？

术后并发症的发生是手术后常见的现象，也是外科大夫在术后管理中一个重要的组成部分。对于常见的一些并发症，医生通常有比较丰富的处理经验，也有成熟的处理方案。因此，家属不要过分紧张、害怕，应该多向医生了解情况，积极配合医生按照既定的方案进行治疗。遇到一些少见的或者复杂的并发症，家属可协助医生组织相应的会诊。

当然，出现术后并发症后，患者病情的恢复会比预想的要缓慢，甚至有可能向不好的结局发展，因此要有相应的思想准备。同时，出现术后并发症后治疗的时间和费用也会增加，也需要做好相应的准备。

83. 什么是手术同意书？

手术前医生都要向患者或家属交待术中或术后可能发生的危险，并列出一份可能发生危险的医学文书，让患者或家属签名同意，然后才能实施手术。手术同意书是现代医疗制度中医患之间的重要法律文书。由于手术同意书的格式没有统一规定，各个医院的手术同意书的格式也不一样，但其基本内容是一致的。一般都有以下几项内容：①患者的基本情况；②术前诊断；③拟实施的手术方案；④术中、术后可能出现的并发症和意外；⑤医患双方签字。

84. 手术知情同意书中写了那么多并发症，是否都会发生？

并发症是指患者发生了现代医学科学技术能够预见但却不能避免和防范的不良后果，一般分为两种情况：一种是指一种疾病在发展过程中引起另一种疾病或

治疗篇

症状，如消化道肿瘤可能引发肠梗阻、肠穿孔或大出血等并发症；另一种是指在临床诊疗和护理过程中，患者因治疗一种疾病而合并发生了与诊疗这种疾病有关的另一种或几种疾病或症状。外科手术并发症是影响手术效果极为重要的因素，也常常是损害患者健康甚至致死的重要原因。手术知情同意书中写的并发症均是基于手术对组织器官损坏可能带来的病症，术中、术后是否发生并发症受多种因素影响，每位患者的自身状况、疾病情况、医疗单位及医生的技术水平等都是影响并发症的因素，并发症的发生概率也受多种因素影响，比如高龄患者手术并发症发生的概率就大于年轻患者。并不是手术知情同意书中写的并发症都会发生，医护人员也在尽力减少并发症的发生。

85. 为什么要签署手术同意书?

众所周知，医学是一个不断前进和探索的科学，绝大部分医疗行为必然存在着固有的风险，对患者而言往往利弊并存，而手术行为更是一项风险极高的医疗作业。因此，在手术之前，要向患者和家属充分交代病情、手术方案和手术风险，并签署手术同意书，其意义主要有以下几点：

（1）手术同意书是医院向患者一方履行了如实告知义务的书面证明文件。在手术前通过手术同意书的形式，医院逐一列明手术可能要面临的各种风险，并要求患者或其家属在充分了解手术风险后，做出书面签字，即证明医院已经履行了告知义务，患者一方已经获得了相关真实信息。

（2）手术同意书是患者或其家属行使选择权的形式。医疗行为往往需要利弊权衡，有时要做艰难的抉择。虽然医生掌握着专业知识，在医疗行为中处于主导地位，但最终的选择权应该属于患者或其家属。除了个别特殊情况，通常情况下需要获得患者或其家属的签字后才能进行手术。

（3）手术同意书是患者或其家属因行使权力而需承担相应责任的书面依据。在法律上，权利与责任是一致的。患者一方一旦做出选择，就要为这种选择负责，包括对不良后果承担相应的责任。当患者选择了某种医疗行为，试图从中获取健康利益的同时，就必然要承担这种医疗行为所带来的种种难以避免的风险，而这些风险医生已经在之前进行了充分的告知。

86. 术前需要履行哪些知情同意手续？什么人有资格签署手术知情同意书？

患者知情同意即患者对病情、诊断和治疗（例如手术）方案、治疗的益处及可能带来的风险、费用开支、临床试验等真实情况有了解与被告知的权利，患者在知情的情况下有选择接受与拒绝的权利。按卫生部要求应由患者本人签署知情同意书。当患者不具备完全民事行为能力时，才会由其法定代理人签字；患者因病无法签字时，也可以由其授权的人员签字。患者的知情同意选择权是每位患者都具有的权利，知情同意书可以作为医疗机构履行说明告知义务的证据，也是患者及家属行使知情权的证据。让患者及其亲属能客观认识诊疗目的、效果、可能产生的并发症及意外等情况，充分享有知情权。

患者在接受诊治的过程中需要履行的知情同意手续包括以下几个方面：

（1）术前、术中知情手续：手术风险具有不确定性、不可预测性等特点。所有手术前主管医生会与患者进行术前谈话，并签署手术知情同意书，其内容包括术前诊断、手术指征、手术方式、可选择的诊疗方法及优缺点、术中和术后的危险性、可能的并发症及防范措施。术中置入身体的内置物（如吻合器、固定器等），术前谈话中会记明选择的类型；术中病情变化或手术方式改变需及时告知患者家属并由被委托人书面在告知单上签名。手术的不确定因素较多，手术引起患者新的疾病甚至死亡的风险与疾病的治疗效果相伴随。有时候手术可能达不到根治疾病的目的，达不到患者希望的理想状态，甚至使患者失去生命。

（2）如果在治疗中进行临床试验、药品试验、医疗器械试验及其他特殊检查、特殊治疗等，主管医生将在治疗前向患者及家属告知相关情况，征求意见，由患者及家属签署同意检查、治疗的知情同意书。

（3）创伤性诊疗知情手续：对患者进行任何创伤性诊疗均需进行谈话告知并签署同意书，内容包括当前的主要病情、采取创伤性诊疗活动的目的及必要性、医疗风险、其他可选择的诊疗方法及优缺点、可能的并发症、注意事项及防范措施。

（4）麻醉知情制度：在进行麻醉操作前，麻醉医生会告知患者相关情况并由患者或被委托人签署同意书，告知内容包括术前诊断、麻醉名称及方式、麻醉风险、防范措施。

（5）输血知情制度：输血前主管医生会向患者告知相关情况并由患者或被委托人签署同意书，告知内容包括输血的目的、必要性、种类、数量、可能发生的风险、并发症及防范措施。

87. 手术前患者为什么需要禁食、禁水？

所谓禁食、禁水，是指禁止吃食物和饮水。一般手术前都要求患者禁食、禁水，其主要目的是排空胃内容物，避免术中、术后发生呕吐造成误吸。因为手术操作时刺激腹膜或内脏，有些麻醉药物也可刺激消化系统，造成患者呕吐。而麻醉后，呼吸道的保护性反应已减弱，故呕吐物可误吸入呼吸道引起阻塞或吸入性肺炎。

正常人胃内物质排空需要4~6小时，当情绪激动、恐惧、焦虑或疼痛不适时，可导致排空速度减慢，因此成人一般在手术前8~12小时开始禁食，以保证胃的彻底排空。有些患者偷偷地瞒着医生和护士进食水，这是非常危险的，极易造成手术中误吸，严重者导致窒息死亡。因此，如果术前禁食、禁水时间不够或又吃了东西，则需推迟手术时间，甚至取消该手术。

88. 为什么手术前需要患者进行呼吸道准备？

手术后患者因为伤口疼痛而不敢深呼吸、咳嗽和排痰，导致呼吸道分泌物在气道内积聚，降低了肺的通气量，加重气道阻塞，造成肺不张，呼吸道易感染致肺炎，因此需在手术前进行呼吸道准备。

吸烟的患者应该在手术前1~2周停止吸烟，以减少上呼吸道的分泌物。

练习正确咳痰的方法：腹式呼吸（用鼻深吸气，尽力鼓起腹部，屏气1~2秒后，嘴唇微缩成吹蜡烛状缓慢呼气，呼气时腹部自然回缩）数次→深吸气→憋住气→放开声门，收缩腹肌使气体快速冲出将痰咳出。

有呼吸道炎症者，术前应用抗生素、雾化吸入等治疗，待感染控制后才可以

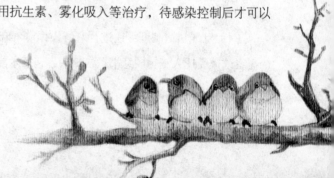

接受手术。

89. 胃癌患者术前为什么要戒烟?

外科手术对人体本身是一种创伤,往往需要很长时间才能恢复。几乎所有的外科医生都会劝患者术前戒烟,因为术前吸烟可导致术中及术后诸多并发症,如血压升高、诱发心绞痛及支气管哮喘等,同时术后咳嗽、咳痰以及肺部并发症增多,术后咳嗽增加腹腔压力,可能导致伤口裂开。

通常要求术前 4 周以上。同时积极鼓励所有患者术后恢复期戒烟,以利于术后恢复。对于有肺部基础疾病的患者戒烟的时间应该延长到 8 周。

90. 手术前一天为什么要为患者做手术区域皮肤准备?

皮肤是机体的天然防御线,手术会破坏此防御线而增加感染的概率。手术前进行皮肤准备的目的就是预防手术后切口感染。皮肤准备通常在手术前一天进行,皮肤准备的内容包括除去患者手术区域的毛发、污垢及微生物。手术区皮肤准备的范围一般应包括以切口为中心,半径在 20cm 以上的范围。此外,手术前一天患者还应修剪指甲、剃须、洗头、洗澡。小儿可以不剃体毛,只做清洗。

91. 手术日需要患者做什么准备?

手术日不要化妆,要去除患者的唇膏、指甲油,以便于手术中观察患者末梢血液循环情况;要取下活动性假牙,因为假牙可能会脱落而阻塞呼吸道;取下发卡、假发、金属物品、饰物等,因为金属会导电,饰物会伤及患者;将随身携带的所有贵重物品,如首饰、钱、手表,交由家属保管,如为助听器、隐形眼镜,可暂时戴着,便于与手术室工作人员谈话、沟通,可于手术前一刻取下;患者贴身穿着干净的病服;依照要求禁食、禁水;术前要排空膀胱,其目的是为了避免麻醉后造成手术台上排尿,避免手术过程中误伤膨胀的膀胱,避免患者手术后因受麻醉影响或麻醉未清醒而发生排尿困难。

92. 胃癌患者为什么手术前喝泻药?

通常情况下,医生会在手术前 1~3 天开始对胃癌患者进行肠道准备。当然,各个医院所用的肠道准备方法各不相同，但原理大同小异，即口服导泻药物或进行灌肠。通过肠道准备，可以减轻肠道内容物的容量负荷，减轻术后腹胀的症状。同时，部分胃癌手术可能涉及小肠或大肠，术前进行肠道准备可以尽可能保持肠道内清洁，减少术中污染的发生。

但近年来胃癌术前进行肠道准备的观点逐渐受到了质疑，部分医生的观点认为术前应用泻药清肠会导致患者电解质紊乱和肠道菌群紊乱。因此在这个问题上目前存在争议，但大部分医院仍会在术前对患者进行肠道准备。

93. 胃癌患者术前为什么要放置尿管？尿管要插几天才能拔除？

通常像胃癌根治术这样较大的全麻手术，需要在手术之前放置尿管。胃癌手术对盆腔神经无明显刺激和损伤，因此，对患者术后排尿功能基本无影响。通常在术后 2~3 天可以将尿管拔除，大部分患者可顺利排尿。少数患者尤其是高龄男性患者，在拔除尿管后可能出现尿潴留现象，需重新置尿管，经尿管间断夹闭训练后才能恢复排尿功能。

94. 糖尿病患者一直口服降糖药，手术前是否停药，应该什么时间停药？

糖尿病患者胃癌手术后通常无法口服降糖药物。因此，静脉使用胰岛素成为术后控制血糖的主要方法。一方面，患者营养摄入的方式由术前的经口进食变成了经静脉营养输液；另一方面，血糖控制由口服降糖药变成了静脉使用胰岛素，因此，想要在短时间内将血糖控制得非常平稳是有一定难度的。患者通常在术前1~2天开始静脉滴注营养液，并根据病情摸索胰岛素用量，根据血糖监测的结果将胰岛素用量由少至多调整。手术后，受到身体应激反应的影响，血糖会比术前更高，需要进一步调整胰岛素的用量。因此，围手术期血糖控制是一个随时监测、随时调整的过程。

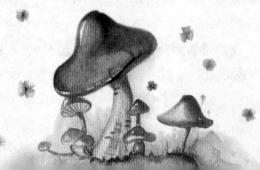

当术后患者开始进流食、半流食时，会逐渐减少输液中胰岛素的用量，并逐步恢复使用口服降糖药物。

95. 患者手术后家属需要做点什么？

为了减轻和消除手术给患者身心带来的创伤，使患者尽快恢复正常生活及工作，在护理过程中，往往需要患者家属的配合及参与才能获得更好的效果，在以下几个方面患者家属能积极发挥作用：

（1）心理护理：积极安慰和鼓励患者，认真倾听患者的倾诉，并给予支持和理解。帮助患者分散注意力，使患者放松情绪，如帮助患者按摩、锻炼、听音乐等。保持环境的整洁舒适，并始终陪伴在患者身旁。对有疑虑的患者，家属可配合医生讲解治疗的重要性，帮助其疏导心理。

（2）手术切口的护理：保持伤口的清洁和卫生，避免伤口感染，伤口拆线前尽量避免碰撞挤压。发现伤口有感染、化脓、流血等情况时，应及时与医护人员沟通。

（3）各种引流管的护理：注意引流管是否通畅，在患者翻身或下床活动时则应固定好引流管，防治其脱落。当发现引流量、色、质发生变化时应及时告知医护人员。

（4）饮食护理：术后饮食应严格遵守医务人员的嘱咐，饮食初起应为流食、半流质饮食，如牛奶、稀饭、红枣粥、肉汤等，继而是易吞食、易消化、营养丰富的软食，如面包、馄饨、面条等，配以肉、鱼、蛋、豆制品、蔬菜、水果等，对部分虚弱或胃肠功能不足的患者应采用少量多餐的方式。部分患者可根据需要给予要素饮食。

（5）早期活动：术后活动分为床上活动和离床活动两种。床上活动主要是为患者翻身、拍背、按摩腿部或进行上下肢活动，为带有输液管或其他导管的患者翻身时，应注意保护好导管，以免扭曲、折叠、脱落；离床活动应在患者的病情稳定后进行，在护士或陪护家属的协助下，先让患者在床边坐几分钟，无头晕不适者，可扶着患者沿床边走几步，患者情况良好时，可进一步在室内慢慢走动，最后再酌情外出散步。

（6）保持口腔清洁卫生，预防并发症发生，刷牙或漱口是保持口腔清洁常

治疗篇

用的方法。

96. 术后伤口疼痛怎么办？

伤口疼痛是许多患者最担心的问题之一，伤口疼痛是人体应激反应的一个重要表现，是一种正常的心理反应。疼痛的程度与伤口大小、手术部位等相关，与患者的焦虑情绪也密切相关，焦虑情绪越严重，机体的痛阈越低，心理上高度恐惧的患者对疼痛的敏感性增高。由于每个人对疼痛的敏感性不同，疼痛的程度因人而异。但是，随着医学的发展，已经可以解除或减轻患者术后疼痛，通常有两种方法减轻创口疼痛，一种方法是在静脉或硬膜外腔留置手术后镇痛泵注药，该方法可以持续、平稳地减轻疼痛，但部分患者有较明显的头晕、恶心等不适；另一种方法是在疼痛剧烈时肌内注射镇痛药，该方法镇痛效果好，但持续时间短，通常可持续 2~4 小时。疼痛最明显的是手术后 48 小时内，以后渐渐缓解。手术后常用的镇痛药都有不同程度的抑制肠胃运动的不良反应，会影响患者下床活动的恢复，但短期使用不会产生依赖性。

97. 胃癌患者术后第一天开始为什么要半卧位？

患者术后当天回到病房后应该给予平卧位。但当术后第一天，在生命体征平稳、呼之能应的情况下可给予半卧位，将床头逐步摇高到30°~45°。这样做可以使患者胸廓下部和膈肌活动度增大，肺活量增加10%~15%，有利于通气，还可以增加回心血量和心排出量，促进全身血液循环，提高血氧含量，改善全身缺氧情况。同时半卧位能减轻腹部切口张力，减轻疼痛，以改善呼吸。早期半卧位还有利于腹腔引流，预防膈下积液，降低机体的炎症反应。

98. 手术后患者为什么要进行早期活动？

早期活动可以增加患者的肺活量，促进呼吸和肺扩张，可减少肺炎、肺不张的发生；促进血液循环，防止下肢静脉血栓形成；避免因肢体肌肉不活动而导致的肌肉萎缩；促进胃肠蠕动和排气，减轻腹胀和便秘；促进膀胱功能恢复，避免排尿困难；早期活动还可以增进患者食欲，利于身体康复。

手术后当天，患者即可在床上进行深呼吸，四肢屈伸活动及在他人协助下翻身，手术次日可在协助下于床边扶坐，无不适可扶床站立，室内缓步行走。活动时要掌握循序渐进、劳逸结合的原则，逐渐增加活动范围和活动量。避免没有准备而突然站立。感觉头晕、心慌、出虚汗、极度倦怠时应及时休息，不可勉强活动。

99. 术后近期饮食应该注意哪些?

手术过后的饮食非常重要，稍有不慎不仅会影响患者的康复，还可能带来更多的损害，因此，手术后保持营养均衡是非常重要的，各种外科手术过程中一般都有出血或组织液渗出，因此很可能会造成贫血及低蛋白血症，同时，疼痛、创伤及手术中的刺激会导致营养物质消耗的增加。所以手术后通过合理饮食保持营养均衡是术后伤口愈合、体质恢复所必需的。在食物的选择上面要注意以下几点：

（1）保证饮食的多样性：手术后要多进食营养价值较高、清淡而又容易消化、吸收的食物，尤其是优质动物蛋白；其次是补充微量元素，尤其是锌与钾。锌是化学反应中的媒介，在促进蛋白（尤其是胶原蛋白）的合成中起重要作用；再次是各种维生素及纤维素的补充，它们可以增加抗感染的能力，而维生素 A、维生素 C、维生素 E 还可以促进伤口愈合；要避免食用猪油、动物内脏、鳗鱼，少吃肥肉及含胆固醇较高的海鱼等，还要避免烟、酒及浓茶等。

（2）根据手术类型与患者病情选择食物：不同的手术类型在选择食物时也有不同的侧重点。消化系统手术后饮食宜清淡和细腻，这时考虑的是利于胃肠道的功能重建和恢复，一些蛋白粗纤维或植物粗纤维应慎重摄入；术后一天内，不宜进食牛奶、豆浆等易胀气的食物。能正常进食时，应给予熟烂、嫩、软、少渣以及营养搭配合理的食物。切忌为让患者增进食欲而投其所好，进食辛辣、富含脂肪或煎炸的食物。

（3）根据术后时间选择食物：多数患者手术后2~3天开始恢复肛门排气，这表明肠道的功能开始恢复。早期进食和活动可增进肠道蠕动的恢复。如无特殊情况，排气后可进流质饮食（粥水、汤水等），饮食一般第一阶段开始以清流食为主，如米汤、果汁等；随着病情稳定进入第二阶段，改为流食，如牛奶、豆浆等；第三阶段改为半流食，如粥等；第四阶段为软饭或普通饭。

100. 癌症患者术后许多天不能吃饭，会造成营养不良影响伤口愈合吗？

手术后一般伤口愈合拆线的时间是：头面部 4~5 天，腹胸背部 7~12 天，四肢 12~14 天。有人担心癌症患者许多天不能进食会影响伤口愈合，实际上影响伤口愈合的因素有很多，包括：①年龄（特别是老年人，愈合速度会慢）；②伤口感染或污染；③患者合并贫血（出血性及慢性）；④营养状况（营养不良或肥胖、缺乏维生素A或维生素C、微量元素锌、铁或铜）；⑤合并其他疾病（如肝硬化、血管性疾病、糖尿病、慢性肺病、尿毒症等）；⑥用药史（特别是类固醇类和激素类药物）；⑦放射线史及化疗史；⑧缝合方法、引流、异物等；⑨饮食调养情况（烟、酒、辛辣饮食）。

101. 胃癌患者做了全胃切除术后还能进食吗？进食应遵循哪些原则？

胃癌患者行全胃切除术后，虽然没有胃了，但消化道重建后用空肠代替胃的作用，同样可以进食，但对饮食方面有了更高、更严格的要求。

做过胃切除术后，患者一般在 1~3 天内逐渐恢复肠功能。当肠内气体从肛门排出后，就可进食少量清流食，如米汤、蜂蜜水、面汤、青菜汤等，每次饮用 100~150ml，一日饮服 6~7 次。3~5 天后应改为流食，如大米粥、小米粥、鸡蛋汤、鸡蛋面糊等，一日吃 5~6 次。

术后1周可吃半流饮食，如面条、馄饨、小米红枣粥等。产气的食物如牛奶、豆浆以及含粗纤维多的食物，如芹菜、黄豆芽、洋葱等均不宜食用。

伤口愈合、精神好转、消化功能良好、大便正常之时，可吃容易消化的软饭，如馒头、包子、软米饭、炒肉末青菜等，宜少食多餐。总之，胃切除术后患者在 6~12 个月内，仍要坚持饮食调理，不能掉以轻心，一般应遵循以下饮食原则：

（1）要坚持少食多餐，每顿少吃一点，一天 4~5 餐，以适应空肠代胃容纳不足的特点。千万不可暴饮暴食。

（2）防止贫血。全胃切除术后，小肠上端蠕动加快，扰乱了消化生理功能，从而影响了蛋白质与铁的吸收，因而易发生缺铁性贫血。因此，患者可适当多吃些瘦肉、鱼虾、动物血、动物肝肾、蛋黄、豆制品以及大枣、绿叶菜、芝麻酱等富含蛋白及铁的食品。

（3）因为空肠代胃消化能力较弱，平时勿食生冷、坚硬及粗纤维多的食物，忌食辛辣刺激性强的调味品，如胡椒、芥末等，严禁饮烈性酒。

102. 什么是清流食、流食、半流食和软食？

清流质饮食：是一种限制较严格的流质饮食，包括水、米汤、冲稀藕粉、果汁、蛋花汤等。

流质饮食：流食是食物呈液体状态，包括有稠米汤、牛奶、菜汁、豆浆、清鸡汤、清肉汤等。

半流质饮食：是一种半流质状态，纤维素含量少，容易咀嚼和消化，营养丰富的食物。包括粥、面条、蒸蛋羹、豆腐脑、碎菜叶、肉末等。

软质饮食：是指质软、粗硬纤维含量少、容易咀嚼和消化的食物。包括软米饭、馒头、包子、面条和各种粥类。肉类应剁碎，菜应切细。蛋类可用炒、煮和蒸等方法。水果应去皮，香蕉、橘子、猕猴桃等均可食用。

103. 吃海鲜对胃癌患者有益吗？

在民间有一种说法，认为海鲜类食品是"发物"，对术后恢复不利，尤其会影响伤口愈合。人们之所以有这种说法，是因为一小部分患者在进食此类食物后会引起过敏反应，从而诱发皮疹、哮喘等加重。

胃癌患者术后康复过程中，免疫力低下，需要多补充蛋白质、热量和维生素。而海鲜类食物正是富含蛋白质、热量和维生素等营养成分的一类食物。因此，适时适量地进食海鲜类食物对患者的恢复是有益的。当然，还需要根据患者胃肠道功能恢复的情况来决定进食的时机和量，可尝试从少量开始，逐渐加量。当然，由于海鲜类食物富含嘌呤，易造成高尿酸血症，合并痛风的患者仍需控制食用。

104. 手术后多长时间可以洗澡？

首先要看伤口的愈合情况，一般愈合良好，无红肿疼痛化脓等，拆线3~7天左右就可以洗澡了。洗澡时需注意水温适宜，不要用力揉搓伤口，伤口局部也不应浸泡时间过长，毕竟局部刚愈合伤口皮肤较薄，且长时间浸水容易引发感染，一般主张采用淋浴的方式，避免盆洗或泡澡。其次，要看患者身体恢复情况，洗澡需要患者能基本自理，体质弱的患者洗澡时需有人陪伴，且时间不宜过长。

105. 为什么拔了导尿管后还不能解小便？怎么办？

绝大多数患者拔除导尿管后可自行解小便，但也有少数患者拔了导尿管后不能自解小便，引起这种现象的原因可能有患者不习惯于床上解小便、留置导尿管导致尿道黏膜炎性水肿、长期留置导尿管致使膀胱敏感度降低等，通常都是暂时性的，建议患者首先要放松精神，不要太急躁，也可以由家属搀扶患者下床试试，或用热毛巾热敷、或用手按摩下腹部、或有尿意时听流水声。如果是长期留置尿管的患者，在拔除导尿管前先进行膀胱训练，间断夹闭导尿管（每次夹半小时至2~3小时）至患者感觉想要排尿再放开，如此锻炼1~2天后再拔除导尿管。如果上述方法都不奏效，可以考虑重新留置导尿管，必要时做膀胱造瘘术，待排尿功能完全恢复后再拔除导尿管。

106. 带尿管出院需注意什么？

有些患者术后需要带尿管出院自行护理，这就要求患者及家属注意以下几个方面：

（1）导尿管留置时，为避免感染及尿管阻塞，务必充分摄取水分，每天至少2000ml，以增加排尿量；每天尿量至少维持在1500ml，以稀释尿液及产生自然冲洗力。

（2）集尿袋引流位置须在患者的尿道口以下位置，以充分引流尿液，同时避免因尿液逆流造成的尿路感染，但勿放置于地上，可用别针固定于裤腿膝盖左右位置。

（3）导尿管与集尿袋接头应保持密闭，以防受污染。

（4）每天消毒会阴部、尿道口，解完大便后需注意清洁。

（5）导尿管和集尿袋管子不可扭曲或受压，以防阻塞，穿宽松透气的内衣，且不可拉扯，以防出血。

（6）尿量超过集尿袋一半时需要倒尿，并随时观察尿液颜色、量、浑浊度。

（7）如发现尿道口有发红、肿痛、分泌物增加等症状，及时到医院就诊。

（8）集尿袋与尿管的更换，需遵循医务人员指导。

107. 胃癌患者术后为什么会发热？

胃癌患者术后发热可能有以下几种原因：①吸收热：手术后由于组织创伤，蛋白质分解，需要机体吸收，此时会发热，体温一般在 38℃左右，维持数天即恢复正常，称为吸收热；②感染或并发症：如果手术后持续高烧，可能有其他感染或并发症等原因，如肺部感染、肺不张、膈下脓肿、伤口感染、腹盆腔感染、吻合口瘘等；③输液过敏反应：部分患者出现输液过敏反应时，表现为寒战后高烧，体温常可超过 39℃，需及时停用怀疑致敏的药物，并应用抗过敏药物及退热药物减轻患者症状；④静脉营养支持：部分患者在术后输注脂肪乳、氨基酸等营养制剂是会出现体温升高现象，通常采用减慢输液速度的方法来减轻症状。

108. 术后患者发热怎么办？

通常当患者体温在 38.5℃以下时，可考虑采用冰袋冷敷、酒精擦浴等方法物理降温，无需使用退热药物。但如果体温高于 39℃，就会增加人的氧气量消耗，患者会出现头痛、烦躁，同时心率会明显加快，增加心脏负担，所以要积极采用药物与物理降温联合使用的方法，使患者体温尽快下降。

109. 如何帮助患者咳痰？

腹部手术后，患者如不能进行有效的深呼吸和咳嗽排痰，容易发生肺炎、肺不张等肺部并发症，尤其以年老体弱、有慢性支气管炎、肺气肿及长期吸烟史者更为常见，影响患者术后恢复，严重时甚至有生命危险。

咳痰时，可让患者处于半卧位或坐位，护理人员双手由两侧向中央轻按腹壁，以减轻疼痛，鼓励患者咳痰。如痰液黏稠不易咳出，可采用拍背的方法，用手掌面呈杯状叩拍患者背部及两侧胸壁，自下而上，自边缘到中央，利用手腕的力量，使痰液松动，容易排出。同时，可采用雾化吸入及静脉使用化痰药物，稀释痰液，使其易于咳出。

110. 空肠营养管起什么作用？

胃癌手术后患者禁食时间较长，需要营养支持，一旦出现吻合口瘘或胃瘫等并发症，更需要营养支持。术前或术中放置空肠营养管，并于术后早期给予肠内营养支持，可减少静脉输液的量和时间，降低治疗费用，同时有利于维持肠道吸收功能，减少肠黏膜屏障损伤，防止肠道细菌和毒素移位，降低感染的发生率。

小肠有消化、吸收、分泌、蠕动功能。一般消化、吸收功能在术后 8~12 小时就恢复了，因此在有空肠营养管存在的情况下，可以在尚未排气、排便时就开始经营养管给予肠内营养，同时避免了经口进食时食物经过吻合口的风险。

111. 胃癌患者术后为什么会恶心、呕吐？

术后恶心、呕吐是全麻术后常见的并发症之一，可能导致患者脱水、电解质紊乱、切口裂开、误吸等不良后果。通常发生的概率为 20%~30%，女性发生概率比男性高，年轻的患者发生概率比老年患者高。同时它的发生也与麻醉药物的品种和剂量有关。部分患者与术后使用持续镇痛泵有关。少数患者单纯是因为对胃管刺激比较敏感而产生恶心、呕吐症状。

对于出现术后恶心、呕吐的患者，可使用中枢止吐药物控制症状，必要时停用镇痛泵。

112. 术后早期睡不醒是什么原因？

全麻手术后因为麻药尚未完全代谢干净，加之手术对患者身体是一个很大的打击，术后早期患者会感觉非常"劳累"，所以会出现睡眠比平时要多的情况，这属于正常现象。

但如果全麻结束后超过 2 个小时患者仍然意识不清，则应考虑全麻苏醒延迟的问题。全麻苏醒延迟的原因很多，主要与麻醉药用量过多、手术过程中代谢紊乱、体温过低、术前有效睡眠不足、肥胖、饮酒、高龄等因素有关。治疗方面需积极寻找全麻苏醒延迟的原因，有针对性地进行治疗，同时监测患者的生命体征，保持呼吸道通畅。

113. 胃癌术后第一天胃管内有少许血丝要紧吗？

胃癌手术后上消化道内可能残存少量血液，可以通过胃管被引出。因此术后前几天胃管内有少许血丝是正常的，通常几天之后胃液会变得比较清亮，或为黄绿色胆汁。但如果术后几天胃管内持续存在血性液体、量较多，则要考虑存在上消化道出血的可能，需及时通知医生，进行相应的检查和处理。

114. 胃癌术后几天拆线？

通常胃癌手术腹部切口拆线时间为术后 8~12 天，但如果患者存在高龄、低蛋白血症、糖尿病等影响伤口愈合的因素，拆线时间可适当后延。如果伤口愈合过程中发现伤口存在脂肪液化或感染，需通过换药方式促进伤口愈合，拆线时间也需后延。

115. 什么是术后胃瘫综合征？

术后胃瘫综合征是指腹部手术后继发的非机械性梗阻引起的以胃排空障碍为主要表现的胃动力紊乱综合征，是腹部消化道手术后常见并发症之一。其主要表现为术后持续胃液量大，通常每天 800ml 以上，持续时间超过 10 天，或表现为开始进食后 1~2 天上腹部饱胀，伴频繁呕吐，呕吐后腹胀可缓解。

胃瘫综合征首选非手术治疗，可采用禁食水、胃肠减压、营养支持、

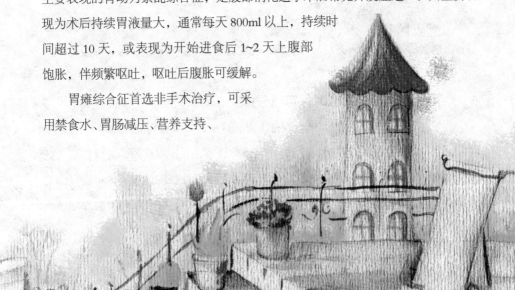

药物、针灸等综合治疗。大部分患者可在数周内好转。

116. 什么是倾倒综合征?

倾倒综合征是由于胃大部切除术后,原有的控制胃排空的幽门窦、幽门括约肌及十二指肠球部解剖结构不复存在,加上部分患者胃肠吻合口过大,导致胃排空速度过快所产生的一系列综合征。主要表现为心慌、心动过速、出汗、无力、面色苍白等,并可伴有恶心、呕吐、腹部绞痛、腹泻等消化道症状。可发生在进食后半小时内,称为早期倾倒综合征;也可发生在进食后 2~4 小时,称为晚期倾倒综合征。治疗方法通常采用饮食调整疗法,即少量多餐,避免过甜食物、减少液体摄入量并降低渗透浓度常可明显改善。饮食调整后症状不能缓解者,用生长抑素治疗,常可奏效。手术治疗需谨慎。

117. 为什么胃癌术后容易出现反酸、烧心的感觉?

胃癌术后容易出现反酸、烧心的感觉主要有以下两个方面原因:

(1)碱性反流性胃炎:行远端胃大部切除术后,尤其是行毕Ⅱ式吻合后,碱性胆汁、胰液、肠液易反流入胃中,破坏胃黏膜屏障,导致胃黏膜充血、水肿、糜烂等,表现为上腹部或胸骨后烧灼痛、呕吐胆汁等,抑酸剂治疗无效,较为顽固。治疗可服用胃黏膜保护剂、胃动力药及胆汁酸结合药物等。

(2)反流性食管炎:行近端胃大部切除术后或全胃切除术后,碱性胆汁、胰液、肠液或者酸性胃液易反流至食管下段,引起"烧心"的感觉,可采用少食多餐、进餐后适当活动等方法减轻症状,近端胃大部切除术患者可服用抑酸药物。

118. 术后插的胃管什么时候可以拔掉?

胃癌术后插胃管的作用非常重要:①胃肠减压;②观察胃内出血等情况。

通常腹部手术后最初几天胃肠道处于休息状态,无排气排便,此时胃液、肠液依然会分泌,造成胃肠道内压力不断增高。有胃管存在的情况下,可将胃内的液体不断抽出,降低压力,增加吻合口愈合的安全性,同时会减轻上腹部胀痛不适的症状。

术后可能出现吻合口出血、应激性溃疡出血等情况，通过胃管引流出液体的性状，可以发现并判断出血情况。

因此胃癌术后不能擅自将胃管拔除，通常需在排气、排便后由医生根据胃液引流量的情况进行判断后拔除。

119. 为什么会出现术后吻合口瘘？如果出现了怎么办？

胃癌术后吻合口瘘常发生在术后1周左右。原因与吻合口张力过大、组织血供不足、缝合技术不当等因素有关，在贫血、水肿、低蛋白血症的患者中更易出现，同时高龄、糖尿病、长期服用激素类药物病史等也被认为是吻合口瘘发生的相关因素。

出现吻合口瘘后，如患者出现高热、脉速、腹痛及弥漫性腹膜炎的表现，需立即手术进行修补、腹腔引流；症状较轻无弥漫性腹膜炎时，可先行禁食、胃肠减压、充分引流、肠外营养、抗感染等综合治疗，推荐胃镜下置入空肠营养管，及时给予肠内营养支持。如采取合适的治疗方法，患者有望在数周至数月后好转。

120. 手术后进食后频繁出现呕吐的原因是什么？

胃癌患者术后进食后频繁呕吐可能与以下几个原因有关：①胃瘫综合征：患者多于术后数日内停止胃肠减压、进食流质或由流质饮食改为半流质饮食后出现上腹饱胀不适、恶心、呕吐及顽固性呃逆等症状，一般疼痛不明显，食后吐出大量胃内容物，可含有或不含有胆汁，吐后症状暂时缓解。胃瘫一旦发生，常持续数周甚至更长时间，目前尚缺乏有效的治疗方法。采用非手术治疗一般均可治愈，用促进胃肠动力药物可能收到一定的疗效。②术后肠梗阻：胃癌术后远端肠管可能因术后粘连、组织水肿、炎症肿块压迫等原因形成梗阻。临床表现为上腹部饱胀、呕吐含胆汁的胃内容物。钡餐检查及立位腹平片可以帮助明确梗阻部位。如果非手术治疗无效，应进行手术以解除梗阻。③吻合口梗阻：因吻合口太小或吻合时胃肠壁组织内翻过多引起，也可因术后吻合口炎症水肿出现暂时性梗阻。如为前者，常需再次手术处理；如为后者，经胃肠减压等处理后吻合口水

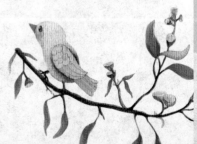

肿可消退，梗阻可缓解。

121. 锁骨下静脉穿刺管有什么作用？

锁骨下静脉穿刺管是中心静脉置管的一种，即通过穿刺的方法在锁骨下静脉处置入管路，用于静脉输液。锁骨下静脉穿刺管适用于以下患者：①因长期不能进食或丢失大量体液需补充高热量、高营养液体及电解质的患者；②需迅速输入大量液体、纠正血容量不足、升高血压者；③进行长期化疗、输入刺激性较强的化疗药、外周静脉难以长时间输液者。

122. 腹腔引流管有哪些作用？

腹腔引流管是患者行腹部手术时医生根据手术需要，在腹腔内手术野的下方放置橡皮引流管，目的是将术中术野处的渗出液从腹腔内利用压力高向压力低处流的原理，将引流液引出，以减少渗出液毒素的吸收，防止腹腔脓肿，同时观察有无术后并发症的发生。

在术后发生腹腔感染、吻合口瘘等情况下，腹腔引流管的作用至关重要。如能通过引流管充分引流，病情可能往较好的结果发展；但如果引流不畅，则情况可能逐渐加重。因此，腹腔引流管应由医生根据病情判断后拔除。

123. 胃癌患者术后为什么会有不定期的腹胀、腹痛，过一段时间又消失了？

胃癌术后早期，患者胃肠道功能处于静止状态，没有蠕动，也没有排气或排便。通常最快2~3天胃肠道开始蠕动，肠鸣音恢复，开始有排气、排便等。但在胃肠道刚开始恢复活动时蠕动较弱，也不协调。肠内的气体和液体在肠管内运动时，会引起部分肠管痉挛性收缩，这就是间断出现腹胀、腹痛的原因。等肠道功能进一步恢复，每天有规律排气、排便后，这种感觉会逐渐减弱并消失。因此，

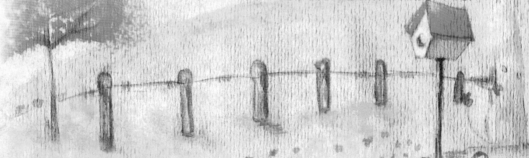

术后胃肠功能恢复早期不定期出现腹胀、腹痛症状是完全正常的，会逐渐消失，不需要紧张。

124. 胃癌术后换药，为什么还要按压伤口？

腹部伤口在愈合过程中可能会出现皮下脂肪液化或感染的情况，而伤口局部会出现红肿、压痛明显或挤压后有液体渗出等情况。因此，换药过程中，医生会对伤口进行消毒，也会对伤口愈合的情况进行检查和确认。对怀疑有问题的伤口，医生进行按压检查是正常的，必要时甚至可能拆除部分缝线，以确认有无皮下积液或感染。

125. 胃癌患者为什么手术后要复查？

胃癌是恶性肿瘤的一种，即使手术切除非常彻底，术后辅助治疗也积极地做了，但仍有出现术后肿瘤转移或复发的概率。出现了转移或复发，如果能及时发现，可以采取多种方法进行治疗，其治疗效果也较好；但如果长时间不复查，到发现问题的时候肿瘤已经全身扩散，各种治疗方法的疗效都比较差了。因此术后复查非常重要。

通常术后 2 年之内每 3 个月需复查一次；术后 2~5 年每半年需复查一次；术后 5 年之后每一年需复查一次；癌症患者终身都需要复查。

126. 什么是术中腹腔热灌注化疗？

进展期胃癌一旦侵犯腹膜及浆膜层，往往被认为是手术不能根治的疾病。临床上对胃癌患者进行腹腔灌洗细胞学检查，发现癌细胞阳性者的 5 年生存率不超过 5%。对于这样的患者，选择术后传统的静脉全身化疗及综合治疗来防治腹腔种植复发，其效果也非常有限。

研究表明，正常组织细胞在高温条件下能持续耐受 47℃达 1 小时，而恶性肿瘤细胞仅能持续耐受 43℃为 1 小时。腹腔热灌注化疗正是基于这个原理，把腹腔热疗和腹腔灌注化疗结合在一起，用 42~44℃的化疗液不断在腹腔内循环，达到杀死腹腔残留肿瘤细胞的目的。临床试验数据证明，腹腔热灌注化疗可明显提高腹腔灌洗细胞学阳性的进展期胃癌患者术后的生存率，减少腹腔种植复发。

127. 胃癌手术后需要进行辅助治疗吗？

胃癌患者是否需要进行后续的辅助治疗（包括化疗、放疗等），主要取决于患者的病理分期。对于Ⅱ期以上的病例，通常需要进行术后辅助治疗。但对于某一个患者是否需要进行辅助治疗，还需听取化疗科和放疗科医生的意见。医生除了依据病理结果，还需综合考虑患者的年龄、身体状况、合并疾病及术后恢复情况来决定具体的治疗方案。

128. 胃癌手术出院后患者需要注意什么？

胃癌手术后患者要按医嘱用药，还要根据具体情况进行其他辅助治疗，如化疗、免疫治疗、中药治疗等，更重要的是一定要定期复查，以便及早发现胃癌的复发或转移。保持心情愉悦，制定合理食谱，适当进行体育锻炼。

129. 手术中及术后为什么要患者穿弹力袜？有必要吗？

手术创伤是下肢深静脉血栓形成的主要因素之一，手术后下肢深静脉血栓发病率可达 10%~25%。下肢深静脉血栓可以引起患侧肢体的肿胀，但其更大的危害是容易引起肺动脉栓塞，阻塞了肺动脉主干或大的分支，可引起大面积肺梗塞，这是一种十分凶险的情况，患者常在数小时内死亡。因此，在西方发达国家，手术后预防下肢深静脉血栓形成已经成为常规内容。国外试验：把 3000 多例患者分成两组进行了对比研究，结果表明：手术后穿弹力袜的患者的下肢深静脉血栓形成的发病率仅 5.6%，而不穿弹力袜的患者病率可高达 24%。由此可见，穿弹力袜有明显的预防下肢深静脉血栓形成的作用。

130. 什么是下肢静脉血栓呢？

血液在腿部的静脉内不正常地凝结、阻塞管腔，导致静脉回流障碍，这就是下肢静脉血栓。由于胃癌手术时间长，术后患者需卧床，手术破坏了腹部一些血管，影响腿部静脉血回流回心脏等，这些都是造成胃癌手术后容易发生下肢静脉血栓的原因；另外，还有一些原因容易导致下肢静脉血栓的形成，如恶性肿瘤、肥胖、血栓史、下肢静脉曲张、高龄、留置中心静脉导管等。

血栓的原因；另外，还有一些原因容易导致下肢静脉血栓的形成，如恶性肿瘤、肥胖、血栓史、下肢静脉曲张、高龄、留置中心静脉导管等。

131. 有什么方法可以预防下肢静脉血栓吗？

目前预防下肢静脉血栓的方法包括机械性预防和药物预防。机械性预防包括：按摩下肢、弹力袜、间歇性压力泵等，主要是通过促进下肢的血液循环来预防下肢静脉血栓；药物预防是指通过应用一些抗凝的药物来预防下肢静脉血栓，比如注射低分子肝素。医护人员会根据患者发生静脉血栓的可能性来决定采取哪些方法。

132. 怎么正确有效的穿弹力袜呢？

弹力袜，又称抗血栓梯度压力带，能有效预防术后下肢深静脉血栓。它的原理是从脚踝往上到大腿根部，有逐级递减的压力，利于下肢血液回流。正确穿着和保养弹力袜，才能有效发挥其抗血栓的功效。

（1）护士根据患者体型选择合适尺寸的袜子，弹力袜分两种长度，一种是腿长型，适合卧床的患者；一种是膝长型，适合能够下地活动的患者。手术后的患者，根据病情由腿长型逐渐过渡到膝长型。

（2）手术当天早晨，护士为患者穿好腿长型弹力袜，再送患者去手术室；或者手术后回病房，立即为患者穿上弹力袜。两者无差异。

（3）早上起床前，躺在床上穿袜子；如已起床，让患者重新卧床，抬高下肢 10 分钟，使静脉血排空再穿。保证穿好的弹力袜平整无皱褶。

（4）每天可以脱下弹力袜两次，建议早晚各一次，检查下肢皮肤情况；但每次脱袜时间不能超过 30 分钟，休息活动片刻后请再次穿上弹力袜。经常检查袜子有无皱褶、滑落，以避免影响效果，甚至增加发生血栓的危险。

133. 出院后还需要继续穿弹力袜吗？

需要，一般需要穿到术后 3 个月。如果护士给患者发了腿长型和膝长型两双弹力袜，那么，当患者每天下床活动时间大于 4 小时时，可由原来腿长型变为膝长型弹力袜。

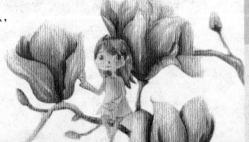

134. 弹力袜如何保养？

弹力袜需保持清洁，应用温水、中性皂液手洗，不要用力过猛，避免损害特殊弹性纤维；请勿使用漂白剂、热水或洗衣机清洗、脱水，清洗后吊挂或平铺阴干，避免阳光曝晒损伤袜子。勤剪手脚指甲，在干燥的季节要预防脚后跟皮肤皲裂，特别注意在穿或脱弹力袜时，避免刮伤弹力袜。此外还要经常检查鞋内是否平整，防止杂物造成弹力袜不必要的磨损。

135. 出现下肢静脉血栓有哪些表现？

下肢静脉血栓一般可能出现的症状包括：①肿胀，发生血栓的一侧下肢可能会出现不同程度的水肿，有时水肿程度不严重，需要用卷尺测量才能发现；②疼痛或压痛（也就是在按压血栓部位时患者会感觉疼痛）；③静脉曲张，由于静脉血液回流受到阻碍，致使出现浅静脉的曲张，一般发生在血栓形成后的1~2周。并非所有患者出现下肢静脉血栓都会有明显的、典型的症状，静脉血栓发生在腿部静脉不同的部位，表现出的症状也有所不同。如出现这些症状建议患者就诊。

（二）内镜下治疗

---

136. 早期胃癌内镜下治疗的方式有哪些？

（1）内镜下黏膜切除术：包括大块活检法即双管道内镜法、帽吸引式 EMR 法（EMR-C）即透明帽法、结扎式 EMR 法（EMR-L）。

（2）内镜黏膜下剥离术：与内镜下黏膜切除术（EMR）相比，内镜黏膜下剥离术（ESD）在切除病变的大小、范围和形状所受限制较小，可以完整切除病变，有助于术后病理评估。但内镜黏膜下剥离切除术对于操作者技术难度要求较高，尚未广泛开展。

137. 什么样的胃癌患者适合采用内镜下治疗？

早期胃癌内镜下微创治疗指征：黏膜内癌，组织学高分化，没有溃疡形成，不伴有淋巴结转移。有些学者建议切除病变直径＜2cm，但目前来看病变大小不是决定内镜下切除的主要因素，主要在于病变的浸润深度和病理类型。黏膜内癌淋巴结转移的发生率是 1%~3%，黏膜下层癌淋巴结转移的发生率是 11%~20%。巴黎分型中提出内镜下黏膜切除术亦适用于黏膜下癌，但癌细胞浸润黏膜下层的深度要求 ≤ 500μm。

138. 内镜下会出现胃癌切除不彻底的情况吗？如果出现了怎么办？

内镜下切除胃癌也会出现切除不彻底的情况。早期胃癌内镜下微创治疗后追加治疗指标有以下几个方面：①癌肿浸润黏膜下层深度 ≥ 500μm；②黏膜切除术后病理分化程度：低分化癌、未分化癌；③伴有脉管或淋巴管浸润；④基底切缘有癌细胞残留。

如有上述情况之一时，应考虑追加治疗（外科手术 / 放疗 / 化疗）。

139. 内镜下治疗有哪些风险？

（1）疼痛、腹痛：是做胃部病变ESD及EMR术后的典型症状，常为轻、中度，治疗主要为口服常规剂量质子泵抑制剂（PPI），2次/天，共8周。术后第1天禁食，第2天进流食，然后连续3天进软食，症状即可缓解。

（2）出血：是最常见的并发症，ESD出血发生率约为7%，EMR出血发生率为3.9%。出血分为术中出血和迟发出血，前者指治疗过程中发生的出血；后者指治疗结束后至少出现下述四个指标中的两个指标：①呕血，黑便或晕厥；②血红蛋白下降>2g/dl；③血压下降>20mmHg或脉率增快>20次/分；④溃疡分级：Forrest I 或IIa ~IIb。处理出血的措施包括内镜或水囊压迫创面、喷洒肾上腺素盐水、内镜黏膜下注射无水酒精或肾上腺素盐水、氩离子血浆凝固术（APC）、电活检钳、止血夹、药物等，一般均能有效止血，极少需要外科手术处理。

（3）穿孔：胃穿孔发生率有下降趋势，目前为3.5%~4%。胃穿孔的高危因素有：病变位于胃体中、上部，合并溃疡形成及肿瘤直径≥3mm。当术中怀疑穿孔时，应拍摄患者左侧卧位X线片，以便及时确定。术中治疗包括：①监测血压、血氧饱和度和心电图等重要生命体征；②使用内镜充分吸引胃腔内气体后以止血夹封闭穿孔，当穿孔较大时可利用大网膜将其封闭。术后治疗包括：①术后胃肠减压6小时；②严重穿孔气腹可能导致腹腔间隔室综合征(ACS)，从而引起呼吸功能受损或休克等，因此当腹腔内高压时，应使用14G穿刺针在腹部B超引导下行腹腔穿刺抽气减压；③由于术前禁食及胃酸的抗菌作用，胃腔内相对为无菌状态，因此在穿孔封闭后，只需静脉预防性使用抗生素2天。

（4）病变残留及局部复发：目前也是内镜下微创治疗领域关注的焦点。分析其主要原因为：① EMR 术前没有明确病变范围；②多块 EMR 切除尤其是 ≥ 5 块时，人工溃疡间的小灶残留。相关文献报道建议当病变直径 ≥ 20mm 应首选 ESD 治疗，同时术前明确病变边界、设计切除范围、术前标记，可降低病变残留及局部复发。

（三）内科治疗

140. 什么是化疗？

化疗是化学药物治疗的简称，是指用化学合成药物治疗肿瘤及某些自身免疫性疾病的主要方法之一。化疗是一种"以毒攻毒"的全身治疗方法。这类药物主要基于肿瘤细胞较正常细胞增殖更快的特点，通过直接破坏肿瘤细胞的结构或阻断细胞增殖过程中所需的物质来达到杀伤肿瘤细胞的目的。因此，化疗对正常细胞和机体免疫功能等也有一定程度的损伤，可导致机体出现不良反应。

141. 什么是化疗方案？

当肿瘤专科医生给肿瘤患者实施化疗时，会针对不同的肿瘤类型、患者当时的身体状况和既往的治疗情况来选择合适的化疗方案进行治疗，化疗方案通常是一种或几种化疗药物的联合应用。为什么将几种药物联合应用呢？因为化疗的主要目的是最大限度地杀伤肿瘤细胞，同时还要减少化疗药物对人体正常细胞的毒副作用，因此医生会考虑药物对肿瘤细胞的杀伤力、药物的毒性、对肿瘤期的影响、还有患者的耐受情况，从科学的化疗方案中选出最优的方案进行治疗。

142. 什么是新辅助化疗？

新辅助化疗是指在实施局部治疗方法（如手术或放疗）前所做的全身化疗，目的是使肿块缩小、及早杀灭看不见的转移细胞，以利于后续的手术、放疗等治疗。对于早期肿瘤患者通常可以通过局部治疗方法治愈，并不需要做新辅助化疗。而对于晚期肿瘤患者由于失去了根治肿瘤的机会，通常也不采用新辅助化疗的方法。新辅助化疗主要是用于某些中期肿瘤患者，以期通过先做化疗使肿瘤缩小，再通过手术或放疗等治疗方法治愈肿瘤。卵巢癌、骨及软组织肉瘤、直肠癌、膀胱癌、乳腺癌和非小细胞肺癌等都有成功的例子。但新辅助化疗也有风险，有些患者接受新辅助化疗的效果不好，使病变增大或患者体质下降，也可能失去根治肿瘤的机会。

143. 新辅助化疗后患者什么时候可以接受手术治疗？

对接受新辅助化疗后的患者需要进行影像学的一系列检查重新评估能不能进行手术治疗。如果外科医生认为有手术可能性，需待患者血象恢复正常后接受手术治疗，通常是在新辅助化疗结束后的第3~4周。如果采用贝伐珠单抗治疗，通常需要在停止治疗后至少6周才能进行手术治疗；如果采用索拉非尼或舒尼替尼治疗，一般停药1~2周后就可以考虑手术治疗，其目的是减少术中出血，避免术后伤口不愈合。

144. 什么是术后辅助化疗？

有些肿瘤患者即使接受了根治性切除手术，甚至是扩大切除手术，术后仍有可能会出现肿瘤复发或转移，目前研究认为这部分患者在原发肿瘤未治疗前就已有肿瘤细胞播散于全身，其中大多数肿瘤细胞被机体免疫系统所消灭，但仍有少数肿瘤细胞残留于体内，在一定条件下会重新生长，成为复发根源。因此，在手术或放疗消除局部病灶后，若配合全身化疗，就有可能消灭体内残存的肿瘤细胞。这种在根治性手术后进行的化疗叫辅助化疗，目的是杀灭看不见的微转移病灶，减少复发或转移，提高治愈率，延长生存期。是否需要进行辅助化疗主要根据原发肿瘤的大小和淋巴结是否转移，以及是否存在复发或转移的高危因素

治疗篇

（如分化差，有脉管瘤栓等）来决定。不同类型肿瘤的标准不尽相同，部分患者辅助化疗后还可能需要放疗。

145. 术后多长时间开始进行化疗比较合适?

术后化疗的时间主要取决于患者手术后恢复的快慢。通常在手术后 4 周之内进行化疗比较合适。

146. 都说化疗很伤身体，医生建议术后化疗，可以不做吗?

必要的术后辅助化疗能够减少复发或转移，延长生存期。虽然有毒性反应，但总体是利大于弊。对于大多数肿瘤而言，目前尚没有能够替代辅助化疗的方法。如果医生建议进行术后辅助化疗，最好是采纳医生的建议。当然，患者有权决定是否接纳，但前提是要充分了解拒绝辅助化疗可能带来的后果。

147. 常用的胃癌化疗药物和化疗方案有哪些?

常用的胃癌化疗药物包括5-FU、阿霉素、顺铂、紫杉醇、奥沙利铂、卡培他滨、替吉奥、伊立替康等。目前胃癌还没有标准的化疗方案。20世纪80年代，FAM方案（5-FU、阿霉素、丝裂霉素）被誉为是治疗晚期胃癌的金标准。随着近年来多个临床研究的开展，更多的方案应用于晚期胃癌的治疗，如DCF方案（多西他赛、顺铂、5-FU）在疗效上要优于以往方案，但是因为副作用较大，目前临床多采用该方案的改良方案。如以多西他赛为基础的两药联合方案（DC或DF），或者分别以卡培他滨和奥沙利铂代替5-FU和顺铂，结果显示上述改良方案不良反应较DCF明显降低，但疗效无明显差异。卡培他滨和替吉奥均为新型口服氟尿嘧啶类药物，其疗效不劣于5-FU，但其口服方便，不用行深静脉穿刺，也广泛应用于临床。

148. 如果化疗效果不好，该怎么办?

化疗效果不好的时候，最好跟主治医生沟通，分析治疗无效的可能原因。对于某种癌症患者来说，即使采用目前最有效的方案，仍有一部分患者无效。由于影响化疗疗效的因素很多，对某一个特定的患者而言，目前又没有特别有效的方法提前预知哪些化疗方案是有效的，哪些是无效的，只能通过化疗后才知道疗效如何。当然，化疗也不是完全盲目的，有经验的医生会根据患者肿瘤的各种特点，选择一个最适合于该患者的化疗方案。万一该方案无效，也会分析治疗失败的原因，提出下一步的合适治疗方法。

149. 应该如何选择进口药物和国产药物？

进口药物和国产药物都是经过国家药监局审批的正规药物，只要是同一种药物，其成分是一样的，理论上起的作用也应该是一样的。但进口药物和国产药物在制作工艺上多少会有区别。在仿制药品用于临床前有关部门会比较国产药物与进口药物的疗效与不良反应，一般来讲不会有很大差别，否则就不会被批准在国内使用，但经常发现患者或家属给予进口药物特别的含义。究竟怎么选药，患者有很大的发言权，就像国产电视和进口电视一样，患者主要根据自己经济状况或其他因素来选择。

150. 什么是一线化疗？什么是二线化疗？

第一次化疗时采用的化疗方案叫一线化疗，这个化疗方案往往是经过长时间的临床研究显示对大多数患者来说疗效最好，且可以重复的治疗方法，不良反应相对能接受，价格也能够接受的性价比最高的化疗方案。但没有一个药物或治疗方法是永远有效的，几个周期一线化疗后如果不管用了就不能再用这个治疗方案，再换的另一种化疗方案叫二线化疗。多数情况下，一线化疗的效果要优于二线化疗。

151. 什么是化疗耐药？

化疗耐药是肿瘤治疗中的一个难题，可分为两种情况，一种是先天耐药，是指一开始就无效；另一种是继发耐药，就是开始的时候管用，接着用就无效了，这时候一般需要换药。化疗耐药是不可避免的一种现象。一种药物耐药后，对跟其结构类似的另一种药物也会有交叉耐药，而对跟其结构不同的药物可能也会产生耐药，换用靶向药物有可能获得一定效果。

152. 怎么才能知道化疗药物是否有效？

相信每位患者在化疗前都会做一些检查，这些小检查可起着大作用。从第一次开始使用化疗方案起，大部分方案进行一段时间后会再次做一些辅助检查，比如血清肿瘤标志物、CT 检查等，医生会结合相应症状的减轻程度，综合的评估化疗药物是否有效。

153. 如何判断化疗的耐受程度？

化疗过程中可能会出现许多不良反应，或者只出现部分，也可能没有任何不良反应出现。这些都取决于化疗药物的种类和剂量，及不同机体对化疗药物的反应。不良反应持续的时间主要取决于身体状况和所采用化疗方案，正常细胞一般在化疗结束后会自我修复，所以大多数不良反应会在化疗结束后逐渐消失，极少的不良反应会持续较长时间。在每个化疗方案实施之前，医护人员都会询问患者很多看似"不相关"的事情，如有没有高血压、糖尿病、胃溃疡等基础疾病；有没有抽烟、喝酒史；有没有食物或药物过敏史；可不可以爬上3楼，中间需要休息几次；甚至是身高和体重等等。这些问题都可以判断患者当时的体力状况，再去选择可以耐受的合适方案，每个人的药物剂量都是根据自身的身高、体重算出来的。

154. 为什么胃癌患者用的化疗药物不相同？

美国国家综合癌症网络（NCCN）胃癌治疗指南中推荐了许多方案，如何针对每个胃癌患者个体进行选择，就需要更仔细地解读每一个推荐指南所依据的临床研究结果。患者的体力状况、手术与否、转移部位、有无腹水、有无进食困难、有无肠梗阻，患者的意愿、依从性、经济状况都会影响对药物和方案的选择。如何选择，不是简单根据指南中的列项就能决定的，需要医生根据自己的临床经验、体会和判断来选择指南推荐的方案辨证施治。如一个不能进食的患者就不能使用口服化疗药物替吉奥，而只能静脉应用 5-FU。

155. 如果多种化疗方案均无效怎么办?

如果多种化疗方案均无效,可以尝试参加新药的临床试验。参加临床试验虽然有些确切的结果还不知道,但也是一次机会。如果没有什么更有效的治疗方法,也可以考虑中医等治疗,根据患者的状态给予最佳支持治疗,针对不舒服的地方做局部治疗,比如骨放疗、脑放疗、胸部放疗等。如果经济条件允许,可试用靶向治疗。

156. 化疗期间饮食应注意些什么?有忌口吗?

化疗中应注意饮食问题,尤其是我们中国人,对此应非常重视,但是现实中对这个问题的认识存在着许多误区。受传统思维的影响,人们有很多奇怪的认识,例如忌口的问题:治疗中不能吃无鳞鱼、蛋白质、羊肉等;还有的患者认为应该使劲补,天天补品不离口。食物对疾病产生影响的其实并不多,如食用海产品对甲状腺功能亢进,食用过多的淀粉或含糖的食物对糖尿病,饮酒及海鲜火锅等对痛风等病会产生一定的影响,但是一般的鱼、肉类食物对肿瘤并没有影响,一些不实的传言并没有证据来支持。设想肿瘤患者本来身体就受到疾病的困扰,常出现营养不良,如果再不及时补充则会对患者的病情造成消极的影响。化疗期间患者常常有胃肠道反应,如恶心、呕吐、食欲不好等,这时饮食应清淡,但应富于营养,并且应服用一些纤维素以帮助患者解决便秘问题,化疗过后休息阶段可以再适当地增加营养。有人认为应多食补品,补品是什么?其实只是个概念而已,有些补品含有激素,对患者不见得有益,只要患者有食欲,其实正常的饮食就是最好的补品,同样的花费可以获得更多的回报。

157. 为什么化疗多数需要联合几种药物进行?

化疗药物按照机制分成很多种,在为患者治疗中多选用几种药物联合使用,当然偶尔也有单独使用的时候。肿瘤细胞在其生长过程中细胞要分裂、增殖,在细胞分裂、增殖过程中又会出现很多生物学过程,我们把它分成几个期别。有的药物能够多种各期别都起作用,而有的药物则只针对细胞的个别期别。很显然针对多种期别的肿瘤细胞如果能够联合使用多种化疗药物,可以产生比单个药物更好的疗效，同时可以分散各个药物不同的不良反应，不至于在某个方面的不良反应太明显。这就是为什么大多数化疗需要联合几种化疗药进行。

158. 晚期肿瘤患者需要做化疗吗？如需要，通常要做几个周期？

一般来讲，晚期肿瘤患者是指出现远处转移的患者，晚期肿瘤患者不等于没有办法治疗。对于晚期肿瘤患者治疗的主要目的是延长患者的生存时间、提高患者的生活质量。不同的晚期患者化疗周期数不同，患者能够承受的情况也不同，所以还应该与医生进行探讨，做好心理准备，配合进行治疗，争取达到最佳治疗效果。

159. 输注不同化疗药物时患者应注意哪些？

使用化疗药物前、中、后患者应该注意的问题很多。要积极配合医生的安排，争取获得最大的治疗效果，并将不良反应控制在可以接受的范围之内。一般来讲化疗前患者应该尽早休息，不熬夜避免直接影响次日对药物的耐受性；另外，有些药物还要求同时口服一些药物：如抗过敏药、防水钠潴留（水肿）药物、防止出现严重不良反应的药物；化疗期间应该进食一些富含营养、又易于消化且富含纤维素的食物；还要经常和医生沟通，询问注意事项。

160. 什么是化疗周期？1 个化疗周期是指 1 周吗？

化疗周期是指每次用药及其随后的停药休息期到下一次化疗开始用药时的间隔时间。化疗方案不同，化疗周期长短不一。化疗周期的长短一般是根据化疗药物的药代动力学特点和肿瘤细胞的增殖周期来决定的。根据化疗药物毒副作用及人体恢复周期，从给化疗药的第1天算起至第21天或28天，即3~4周称之为1个周期。

161. 如何正确对待化疗，消除恐惧？

由于化疗会有恶心、呕吐、腹泻、脱发、肝功能损害以及白细胞下降等毒副反应，不少患者认为化疗会削弱已经患有重病、或刚经历大手术创伤的身体，得不偿失，因而拒绝做化疗。其实，在目前对癌症的有效治疗手段中，手术及放疗都是局部治疗手段，唯有化疗才是全身性治疗，当然中医药或免疫治疗等也是全身治疗，但就其对肿瘤细胞的杀伤性而言就远不如化疗。

肿瘤患者应该避免盲目做化疗，应该找有资质的肿瘤内科医生制定化疗方案。而对于由化疗引起的呕吐、脱发、白细胞下降等不良反应，目前有很好的止吐药、升白细胞药、保护肝肾功能的预防措施等予以处理，可较好的控制化疗的不良反应。有些患者在化疗前给予止吐药甚至不会出现呕吐现象；对于脱发的患者化疗后头发还可以再生。所以完全不必惧怕化疗。

162. 化疗过程中会出现哪些不良反应？

化疗过程中常见的不良反应包括胃肠道反应（恶心、呕吐）、血液毒性（白细胞低、血小板低、贫血）、肝肾毒性（肝肾功能异常）、神经毒性（手脚麻木、耳鸣）、皮肤毒性（脱发、脱皮、皮疹、脓疱）、心脏毒性（心慌、心律失常、心绞痛）、乏力等。

163. 如何减轻化疗的不良反应？

目前已经有很多方法来预防或减轻化疗的近期不良反应，如化疗前预防性服用止吐药能减轻恶心、呕吐；白细胞或血小板降低的患者可以采用打升白细胞药针或升血小板药物针来避免；关节酸痛患者可服用芬必得之类的止痛药加以缓解。但对神经毒性、脱发目前还没有好的预防办法，此外，治疗后导致的第二原发癌等也无法预防。患者应尽可能保持战胜疾病的决心和克服困难的信心，因为心情越差越容易陷入反应越大的恶性循环。

164. 是不是化疗的不良反应越大疗效越好？

只要化疗，不良反应几乎不可避免。不能根据化疗不良反应的程度来判断化疗效果；并不是化疗反应越大效果越好、没有化疗不良反应就没有效果。化疗成功与否，在很大程度上取决于如何解决好疗效与不良反应之间的关系。不同个体对药物的吸收、分布、代谢、排泄可能有差异，要密切观察与监测每个人。这不意味着为了追求疗效就可以无止境的增加剂量，在剂量增加的同时，不良反应也在增加，在患者可以耐受的不良反应情况下兼顾最适合患者的最大剂量才是保证疗效的最好方法。

165. 化疗中出现白细胞减少应如何处理？患者应注意哪些问题？

化疗过程中白细胞减少会导致被迫减量或停用化疗，近期容易造成严重感染。如果白细胞低于1.0×10^9/L持续5天以上时，发生严重细菌感染的机率明显增加，可以根据白细胞降低的程度选择一些合适的药物；如果白细胞略微降低，可以口服升血药物；当白细胞下降程度较重时应该使用一些粒细胞集落刺激因子。

化疗给药结束，回家休息的过程中出现白细胞减少时一定要注意自我保护，一旦发现白细胞开始降低，及时与主管医生联系，密切监测白细胞情况，并注意保暖及休息，避免着凉，避免过度接触人群，降低感染风险。

166. 化疗中出现贫血怎么办？应该注意哪些问题？

血液中红细胞为全身各种组织器官提供氧气，当红细胞太少而不能向组织提供足够的氧气时心脏工作就会更加努力，患者会感到心脏跳动或搏动加快。贫血会使患者感到气短、虚弱、眩晕、眼花和明显的乏力等。根据贫血程度的不同，医生会给予重组人促红细胞生成素、口服铁剂、维生素，甚至是输红细胞悬液以加快纠正贫血。在药物治疗的同时也需要患者足够的休息、减少活动、摄入足够的热量和蛋白质（热量可以维持体重，补充蛋白质可帮助修复治疗对机体的损伤）、缓慢坐起与起立。

167. 化疗患者为什么会掉头发？如果头发掉了该怎么办？

化疗药物进入体内后会抑制组织的生长，在人的机体内生长最为旺盛的组织最容易被抑制，而这些旺盛的组织常见于骨髓、胃肠道黏膜等，发根也是一个生长极为旺盛的部位，因此也容易被化疗药物所抑制。化疗后一旦发根被抑制就会掉头发，有的人掉得更加明显，甚至眉毛、胡须及其他体毛都掉光。但是当化疗结束后这些抑制毛发生长的因素就逐渐淡出了，毛发的发根又会逐渐恢复生长，个别患者重新长出的头发还是卷发，但时间久了还是会变成直发。在医院里化疗后出现脱发的现象十分常见，别人不会用惊异的目光看待患者，但在其他场合会有人不了解，也有患者过多的自我暗示，可以到商店去购买假发。戴假发不光是患者的专利，也是很多人的爱好，患者可以随心挑选中意的假发，体会平时不曾尝试的事物。当然随着科技的进步有些治疗药物已经有所改进，相信治疗后掉头发的现象会逐渐得以改善。

168. 化疗后呕吐怎么办？

呕吐是患者对化疗药物常见的不良反应，随着化疗呕吐的机制被认识后，现在已经研发了很多有效的止吐药物，极大地缓解了患者的消化道反应，用药后呕吐明显减轻，已经很少有因为长期呕吐反应而不能坚持化疗的患者了。止吐药物大多是经静脉使用，也有口服的，也可以结合使用，如果还不理想还可以结合激素（地塞米松）治疗。但这些止吐药物也有其自身的不良反应，如便秘、腹胀等。

169. 化疗后大便干燥怎么办？

一些患者化疗后会出现大便干燥，主要原因可能是用了止吐药物。止吐药可以抑制化疗后的恶心、呕吐，但是止吐药物自己还有不良反应，即便秘和腹胀等。药物性的便秘只要不严重，待化疗停止后会逐渐恢复。如果便秘非常严重就应该在医生指导下使用一些通便药，或使用开塞露等外用药解决问题。但还应该注意化疗期间饮食应多含纤维素，以营造正常的胃肠环境。

170. 患者化疗后手指、脚趾出现麻木怎么办？

化疗患者在使用化疗药物后可出现手指、脚趾麻木和感觉异常现象，如紫杉醇可以引起外周神经感觉异常，主要影响痛觉和温度觉。出现此症状后可以使用营养神经的药物，还可以用温水泡手脚以缓解麻木现象，适当做手足按摩、针灸可加快康复过程。日常生活中要注意避免接触过热的物品，如打开水、拿热水杯等，可以蓄留指甲，由指甲先触到，以免因为手指接触物品反应慢而发生烫伤和不良事情。避免接触锐器，如做针线活（十字绣）以免扎伤。

171. 化疗后出现口腔黏膜炎（口腔溃疡）有什么方法减轻疼痛？

有很多种化疗药物可以引起口腔黏膜炎，保持口腔清洁、润滑和控制疼痛是很重要的。除有效的医疗干预还应采取预防措施，改善化疗患者的生活质量，可以使用以下方法：①在使用化疗药物前5分钟采用口含冰屑（冰屑完全融化前应充满口腔）持续30分钟；②每天用生理盐水或碳酸氢钠水多次漱口（避免使用市场销售的漱口液，因为其酒精含量高，刺激口腔黏膜）；③保持口腔湿润，可以使用加湿器保持房间的湿度；④保持口腔和牙齿清洁，饭后及睡前用软毛牙刷或海绵牙刷（去掉假牙）刷牙，最好不使用含氟牙膏；⑤避免进食粗糙、尖锐、辛辣、酸性食物；⑥避免过冷、过热的食物（如热咖啡、冰激凌）。

172. 化疗后出现皮疹、甲沟炎、手脚脱皮、有破溃怎么办？

多种化疗药物可以导致多处皮肤反应，如使用爱必妥（C225）可以出现甲沟炎，皮肤可能出现皮疹，多发生在前胸、后背及面部，医学上称为丘疹脓疱症状，口服希罗达（卡培他滨）可以出现手脚脱皮、红肿或破溃等现象，医学上称为手足综合征。

如何避免以上症状发生感染？在日常生活中减少手足部的摩擦，避免接触高温物品，穿合脚的鞋，使用能减震的鞋垫，在家里可以穿拖鞋，坐着或躺着的时候将手和脚放在较高的位置。避免双手和双脚的摩擦及受压，减少手脚接触热水的次数。可以涂保湿润肤霜，保持皮肤湿润，有助于预防感染的发生，使病灶早日痊愈。

另外还要注意不要抓挠皮肤，避免皮肤感染。如果瘙痒厉害可以使用炉甘石洗剂涂抹。洗浴时减少使用洗浴用品，可以使用婴幼儿洗浴用品，减少对皮肤的刺激，有助于丘疹脓疱症状减轻。避免在阳光下曝晒，外出时应涂抹防晒指数至少为SPF30的防晒霜。避免进食辛辣、刺激性食物。

如果出现水泡时要请医务人员处理。出现脱皮时不要用手撕，可以用消毒的剪刀剪去掀起的部分。必要时在医生指导下使用抗真菌或抗生素治疗，也可以在医生指导下口服维生素 B_6。

173. 什么是靶向治疗？

所谓的分子靶向治疗是指药物进入体内会特异地选择分子水平上的致癌位点来相结合发生作用，使肿瘤细胞特异性死亡，而不会波及肿瘤周围的正常组织细胞。所以分子靶向治疗又被称为"生物导弹"，一般只对肿瘤有抑制作用，而对正常组织没有不良反应，其特点是高效、低毒，是一种理想的肿瘤治疗手段。

174. 靶向治疗药物属于化疗吗？

靶向治疗本质上属于一种生物治疗，不属于化疗，两者之间存在本质的区别。传统意义的化疗药物主要指细胞毒药物，它们是一种具有杀伤性的化学物质，除了对肿瘤细胞具有杀伤作用外，对于许多同样分裂旺盛的正常组织细胞也有毒性，例如，白细胞、血小板、胃肠道黏膜、毛囊等。所以化疗往往会造成一些相关的不良反应，如白细胞减少、血小板减少、恶心、呕吐、脱发等。靶向治疗药物理论上只针对肿瘤细胞，对正常组织没有作用，所以不会出现化疗相关的不良反应。

175. 化疗和靶向治疗是一回事吗？

化疗和靶向治疗都是抗肿瘤治疗方法，但各有特点。化疗就像炸弹，不分敌我，对肿瘤和正常组织都有杀伤，只要是生长比较快的组织都会受到影响，因此毒性大，主要表现在胃肠道反应和血液毒性。而靶向治疗就像导弹，定位准确，但必须有目标。因此需要先做必要的检测，看有没有相应的靶点。靶向治疗药物的毒性相对小，主要表现为皮肤毒性和腹泻，抗血管生成的靶向药物还会影响患者的血压等。选择化疗还是靶向治疗需要根据不同病种、疾病的不同时期、检测靶点的不同以及患者的经济状况等综合考虑。

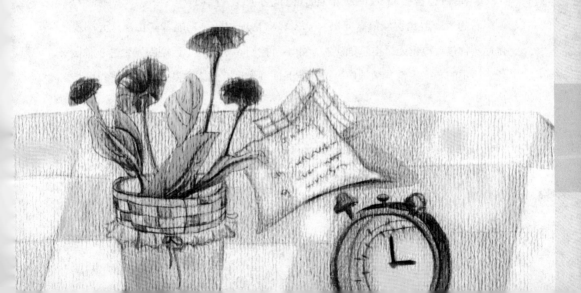

（四）放射治疗

176. 什么是放射治疗？

放射治疗是治疗恶性肿瘤的三大手段（手术/放疗/化疗）之一，简称"放疗"，俗称"烤电"。是指应用不同能量的放射线照射肿瘤，借助放射线的穿透能力，破坏肿瘤细胞的内部成分，从而达到抑制或杀灭肿瘤细胞的作用。由于足够的放疗剂量仅针对被照射部位起作用，所以放疗是和外科手术相同的"局部治疗"，而不同于化疗的"全身治疗"。因此，放疗主要用于治疗实体恶性肿瘤，有时也可用于治疗一些良性肿瘤，如垂体瘤、动脉瘤等。

177. 什么是同步放化疗？

放化综合治疗是肿瘤临床治疗中最常见的组合模式。顾名思义，"同步放化疗"就是在放疗的同时，给予患者口服或静脉的化疗药物，包括单独使用同步放化疗、术前同步放化疗、术后同步放化疗等。其目的，一是应用化疗药物的放射增敏作用来增加肿瘤对放射线的敏感性，有助于肿瘤细胞被更彻底的消灭；二是化疗药物本身对远的可能已经潜在的肿瘤转移细胞有杀灭作用。

国内外的临床研究数据证实，在多种肿瘤如食管及胃肠道的肿瘤治疗中，同步放化疗较单纯放疗疗效更优。

178. 胃癌患者在什么情况下可进行同步放化疗？

若患者一般情况较好；年龄<70岁；血常规和肝肾功能基本正常；无同步化疗药物过敏史；无严重基础疾病，如不可控制的糖尿病、近期内发生过心肌梗死、严重的心律失常、精神病等；并能保证每天足够的饮食摄入，均可进行同步放化疗。

179. 对于胃食管交界癌（贲门癌）以及胃体、胃窦癌的患者，什么情况下应进行术后同步放化疗？

以下 3 种情况需考虑同步放化疗：①手术中发现肿瘤根本无法切除或切除

干净，仅进行剖腹探查或虽然切除了肿瘤但术后有肿瘤残存（包括肉眼残存和镜下残存）的患者，应常规进行行术后同步放化疗，以控制肿瘤生长或降低局部复发率，从而达到缓解症状、延长生存时间的作用。②手术中肿瘤虽然切除干净，但淋巴结清扫个数（不足 15 个）或清扫范围（未清扫淋巴结或仅清扫了胃周围的淋巴结）不够，这部分患者建议行术后同步放化疗。③手术做得很彻底，既完整的切除了肿瘤，又进行了完全的淋巴结清扫，那么此时，需根据术后病理结果来决定是否接受术后同步放化疗。目前的研究证据显示，术后病理提示淋巴结有转移的患者可受益于术后同步放化疗，特别是转移淋巴结个数较多，有淋巴结包膜受侵的患者。

180. 不能手术或术后局部复发的胃癌患者，是否可以放疗？

部分胃癌患者因高龄、营养状态不好、心肺功能不佳、有严重的基础疾病或拒绝手术等原因，无法施行手术；还有部分胃癌术后局部复发的患者，可能已失去二次手术的机会。此时，可进行放疗控制肿瘤生长、缓解胃部肿瘤侵犯或压迫造成的局部症状，如胃的入口梗阻、流出道梗阻、局部疼痛、出血；转移淋巴结压迫胆管引起的黄疸，压迫下腔静脉引起的腹水或下肢水肿等，从而起到提高患者生活质量，延长生存期的作用。若患者一般状况较好，建议行同步放化疗。

181. 术前放疗或术前同步放化疗结束后多久可以做手术？

一般情况下，在术前放疗/术前同步放化疗治疗期间，原发肿瘤部位会出现水肿，因此在治疗中或治疗刚结束时就拍片复查，可能出现肿瘤"增大"的假象。并且患者的放化疗反应通常不会在治疗刚结束时就立即缓解，部分患者在治疗结束后的1~2周之内放化疗反应还会加重。因此，放疗结束后应休息4~6周，待肿瘤水肿消退，患者放化疗反应消失，体力和营养状况恢复后，再进行拍片复查。然后，由外科医生和影像诊断科医生共同决策，下一步是否可进行手术。

182. 胃癌患者应如何选择常规放疗、三维适形放疗、调强适形放疗？

胃周围存在着多个重要的组织器官，如小肠、肾脏、肝脏、脊髓等，根据上面的介绍不难看出，使用三维适形放疗或调强适形放疗可以在提高肿瘤控制率的同时进一步降低不良反应，因此，放疗科医生建议患者选择三维适形或调强适形放疗，若要在二者之间进一步选择的话，建议选择调强适形放疗。当然，选择常规放疗还是三维适形放疗或调强适形放疗，也要患者根据自己的经济情况来决定。一般情况下，调强适形放疗最昂贵，常规放疗最便宜，三维适形放疗的花费介于二者之间。

183. 胃癌的放疗一般需要多长时间？放疗剂量有多大？

放疗不同于化疗，化疗一般需要做多个疗程，而放疗通常只做一个疗程。胃癌患者的病情不同，治疗目的不同，放疗的时间长短也不尽相同。如果患者身体条件许可建议做同步放化疗。

（1）胃癌术前放疗：总剂量 40~45Gy，分次剂量 1.8~2Gy，每周 5 次，共 4~5 周完成。

（2）胃癌术后放疗：总剂量45~50Gy，分次剂量1.8~2Gy，每周5次，共5~6周完成。如术后肉眼或镜下肿瘤残存，需要在45Gy后对残存区域行缩野补量，至总剂量55~60Gy，还需要1~2周时间。

（3）胃癌术后局部复发放疗：术后复发的放疗属于姑息性放疗，照射野面积相对较小，放疗剂量可适当提高，以总剂量 50~60Gy 为宜，每次 1.8~2Gy，每周 5 次。

184. 胃癌放疗或同步放化疗有哪些不良反应？

每位患者在进行放化疗期间，都有可能会出现不同程度的不良反应，因个体差异问题，每个人的不良反应轻重不一。在治疗开始前及治疗期间，放疗医生将针对各种不良反应进行处理，以帮助、支持患者顺利完成治疗。

胃癌单纯放疗：因放疗靶区仅针对胃局部肿瘤及其周围的淋巴结区域，因此不良反应多以局部上消化道反应或局部皮肤反应为主，如恶心、呕吐、反酸、食欲减退、胃部不适、消化不良、吞咽困难、吞咽疼痛、放射野区域皮肤色素沉着、毛孔扩张等；而单纯放疗对血象影响较小，一般不会引起严重的骨髓抑制，如白细胞、血小板减少，血红蛋白（血色素）的降低等。

胃癌同步放化疗：在放疗期间加入化疗，因二者有协同作用，在增加肿瘤治疗疗效的同时，势必也会加大患者的不良反应。具体表现在除加重上述的上消化道反应外，骨髓抑制也会加重，还可能出现下消化道反应，如腹泻、便秘；或出现肝肾功能异常、脱发等。卡培他滨是胃癌同步放化疗中常用的药物，其手足综合征的发生率较高，主要表现为手掌和（或）足底麻木、感觉迟钝、感觉异常、针刺感、皮肤肿胀或红斑、脱屑、水泡或严重的疼痛等。

185. 胃癌患者放疗前，需要做哪些准备工作？

对于胃癌患者来说，放疗前需要做好思想准备，了解医生交待的病情、治疗方案、预后、治疗过程中和治疗结束后可能会出现的急性期反应和晚期反应，以及如何应对这些不良反应，同时签署放疗/化疗知情同意书。

鉴于胃癌患者对于饮食要求的特殊性，建议至少一名近亲属陪伴并积极准备品种齐全、营养丰富的食物，以支持患者顺利完成治疗。准备在门诊治疗的患者，治疗期间建议在医院附近住宿，以减少每天路途奔波导致的体力消耗；同时尽量减少患者留置于人员较多的公共场所的时间，降低感染机率。

186. 放射治疗难受吗？

放射治疗本身毫无痛楚，每次治疗时间 10~20 分钟。在放疗开始前，治疗技术员会为患者进行治疗摆位，患者要尽量放松。

当治疗摆位确定后，患者会单独留在治疗室内接受放疗。治疗进行期间，技术人员会在隔壁房间，通过闭路电视小心观察患者的情况。如患者有不适症状，如憋气、心慌等，可以通过对讲机和治疗技术人员通话；如体位固定后讲话不方便，患者可以将腿抬高，或举起手臂等动作，技术人员会立刻来帮助。

187. 照射区域皮肤会有哪些变化？

放疗期间，照射区皮肤因射线影响会出现一定的放疗反应，其反应程度与照射剂量、照射面积、部位等因素有关。一般在放疗开始 2~3 周出现，接受治疗范围的皮肤会变红和晒太阳后反应一样；皮肤出现干燥、发痒、轻微红斑，毛发会有脱落。随着放疗继续，症状也会逐渐加重，如色素沉着、干性脱皮、红斑区皮肤疼痛，部分患者发展为皮肤皱褶处出现湿性脱皮。不过不用担心，在放疗前医生和护士会向患者介绍照射区皮肤保护的相关知识。

188. 如何保护照射区域皮肤？

（1）减少摩擦和理化刺激，可用温水软毛巾温和的清洗；不要用碱性肥皂搓洗；不能使用酒精、碘酒、胶布及化妆品；避免冷热刺激，不用冰袋和热水袋。多汗区皮肤如腋窝、腹股沟、外阴等处保持清洁、干燥。

（2）照射区域皮肤宜充分暴露，不要覆盖或包扎，如出现瘙痒，不要抓挠，避免人为因素加重反应程度，医生会根据具体情况指导用药。

（3）当皮肤出现脱皮或结痂时，不要撕剥；剃毛发时，使用电动剃须刀，避免造成局部损伤。

（4）皮肤色素沉着不需特殊处理，放疗结束后皮肤颜色会逐渐恢复正常。

189. 皮肤和黏膜反应在放疗结束后还会持续多久？

有两个非常重要的因素会影响持续时间：①黏膜溃疡的范围和深度。放疗结束时如果黏膜溃疡范围较大,疼痛比较明显,如果医生告诉患者是Ⅲ度的黏膜反应,持续的时间会在 2 周以上。②是否同时合并化疗。现在局部晚期鼻咽癌放疗时大多合并同期化疗，同期化疗的第三疗程通常在治疗的最后 3 天才完成，治疗结束时对黏膜的损伤还尚未完全体现出来。另外，放疗同期合并化疗的患者黏膜的反应程度比单纯放疗重。所以，同期放化疗患者在治疗结束时可能最严重的黏膜反应还未表现出来，在治疗结束后 2 周仍然是比较严重的时候，一般需要 1 个月甚至更长的时间才能好转，在这段时间里，需要按照在治疗期间一样注意口腔黏膜和皮肤的护理。

190. 放疗期间可以洗澡吗？

如果病情允许，放疗期间是可以洗澡的，但要注意水温不能太热，选用温和、无刺激的浴液。照射区域皮肤不要用力搓揉，保持清洁、舒适，维持皮肤完整性。

特别提醒患者您注意：医生在放疗定位时，会用皮肤墨水在患者的皮肤上画上标记线，以确保每次放疗定位的准确。所以这个标记非常重要，一定不可以擦掉！如果标记变浅或模糊，请及时告诉主管医生，由医生标画清晰，切勿自己尝试描画。

191. 如何调整放疗期间饮食营养？

患者在放疗期间，由于疾病本身原因，以及肿瘤的治疗会使机体消耗更多的能量，体重下降比较明显。特别是头颈部的放疗，当出现口、咽黏膜反应症状，如口干、味觉改变，咀嚼吞咽疼痛，食欲下降，进食量明显减少，应引起重视。首先，不要盲目忌口，注意富含营养和能量的饮食供给，建议摄入高蛋白、高热量、高维生素的饮食，如蛋类、瘦肉、海产品、豆制品及新鲜果蔬；少食多餐，尽量不减少每天的进食总量，以保持体力，顺利完成治疗。

192. 放射治疗中营养支持为什么特别重要？放疗中什么食物不能吃？

放射治疗时间长，照射的组织多，特别是口腔黏膜、咽部黏膜比较娇嫩，头颈部放疗过程中会出现黏膜炎，导致口腔疼痛、吞咽疼痛，严重影响进食，导致体重下降；胸部肿瘤放疗时会出现食管炎；腹部肿瘤放疗时会出现腹泻等症状；同时，放射治疗的全身反应还有食欲下降，或者营养吸收不好，进而导致营养不够。营养不够的危害非常大，主要有几个方面：①由于进食减少，营养不够，身体合成红细胞、血红蛋白的原料减少，会出现贫血；贫血会引起血液运送氧气的能力下降，肿瘤会因此而缺氧，而缺氧的肿瘤细胞对放射线非常抗拒，影响疗效。②由于营养不够，身体抵抗力下降，易患感染、感冒等，会出现发热甚至高热，需要中断放疗，影响疗效。③身体抵抗力和免疫力下降后，抵御肿瘤细胞侵袭的能力下降，容易出现远处转移，总体治疗效果下降。④由于营养不良，会出现体重下降，体重下降后肿瘤与周围健康组织的相对关系会发生改变，导致肿瘤和正常组织的放疗剂量与事先计划的剂量不一致，使肿瘤控制率下降或正常组织损伤加重。因此，接受放射治疗的患者在治疗过程中以及治疗后一段时间（急性反应恢复期）的营养支持非常重要，患者一定要克服困难，尽可能保持体重不下降。

放疗过程中，对食物的种类没有特殊要求，以高蛋白、易消化和易吸收的食物为主，一般忌食辛辣食物，对头颈部／胸部／食管癌等患者，食物要求软，不宜吃带骨头和坚硬食物，以免损伤口腔或食道黏膜，加重放疗反应等。

193. 放疗期间体重的变化对胃癌患者有什么影响？

对于接受放疗的胃癌患者来说，因不良反应而导致的最直接的也是最常见的后果就是进食减少，体重减轻。而患者消瘦后会对治疗产生诸多不利影响，甚至导致放化疗的中断而最终影响肿瘤治疗的疗效。①放疗前用于体位固定的体膜，是按照每个患者疗前的体形热塑而成。若患者在治疗期间"瘦身"，而体膜仍只能保持最初的形状，可想而知，体膜的固定效果会大打折扣，那么每次放疗时，人体内受照射的靶区将可能出现不同方向的位移。②患者营养摄入不足，会导致骨髓抑制加重，其中白细胞降低可能导致较严重的感染或发热；血红蛋白的降低使患者疲乏不堪，还会降低肿瘤细胞对放射线的敏感性；血小板的下降可能导致出血不止。一旦某项或多项血液学指标低于医生认可的底线，放疗科医生将会暂停甚至终止患者的放化疗。

194. 胃癌患者放疗期间需要输液吗？

胃癌患者放疗期间，遇到以下几种情况需要输液：①同步化疗方案中含有需要静脉给药的药物；②患者恶心、呕吐、反酸等症状较重，口服或肌注止吐、抑酸药物后效果不佳，需要静脉给药减轻反应；③吞咽困难或吞咽疼痛较重，影响患者进食或睡眠等日常生活，需要静脉应用少量激素（必要时抗生素）缓解症状；④进食差，经口营养摄入不足，需要静脉营养支持。

195. 胃癌患者放疗期间，是否可以服用中药？

中药有补气升血，滋阴生津，帮助消化，增加食欲等作用，在放化疗期间服用，可以在一定程度上缓解患者的不适，但要防止过分夸大中药的作用。因此，希望想服用中药的患者到正规的大型中医院就诊，而不要盲目听信陌生人介绍或小广告的宣传。还有一点需要注意，放化疗期间若患者服用在外院开具的中药，必须告知主管的放疗科医生，以利于医生知晓药方中是否含有可能会对放化疗产生影响的药物成分，以免影响治疗。

196. 放射治疗对患者的着装有什么要求吗？

为了减少对照射区域皮肤的摩擦和刺激，建议患者放疗期间穿柔软、宽松、吸湿性强的纯棉类内衣；避免穿粗糙及化纤类衣物。头颈部接受放疗的患者，上衣最好穿无领开衫，不要穿硬领衬衫，男士不打领带，便于穿、脱和保护颈部皮肤。

197. 合并有糖尿病的患者会增加放疗的风险吗？应怎么办？

胃癌患者合并糖尿病一般不会影响放疗疗效。糖尿病是可控制的，许多患者有糖尿病多年，血糖一直控制很好。即使是初次发现患有糖尿病，也有办法把血糖控制在正常范围内。所以，合并有糖尿病的癌症患者不必担心。

糖尿病患者的正常组织对放疗要敏感些，可能放疗反应要稍微重一些。医生在治疗过程中要密切关注患者的反应，给予积极的处理，保障患者能够顺利完成治疗。

有血糖仪的患者，可以增加监测血糖的次数和频率，及时了解血糖控制情况，并告诉医生，协助控制好血糖。

198. 接受放疗期间的患者能和亲人接触吗？

肿瘤不是传染病，不会传染给周边的人。体外照射的放射线以及后装放疗的放射线也不会在患者体内存留，不会发生辐射污染。接受放疗的患者可以和亲人接触，而且和亲人在一起，会让患者感受到亲情，充满温暖，增强战胜疾病的信心。

199. 放疗期间不想吃饭怎么办？

放疗的全身反应中会出现食欲下降，也就是说不想吃饭，严重时见到饭菜就想吐（这种情况少见）。还有些患者放疗过程中需要接受化疗，这会加重全身反应，食欲下降的也不少见。这种情况下：①要从思想上战胜自己，树立克服困难的信心；②医生会给予一些改善食欲、减轻放/化疗不良反应的药物；③经常变换食物的种类和口味，从感官上增加食欲。

200. 放疗期间白细胞减少怎么办？需要停止放疗吗？

放疗期间白细胞下降的情况比较常见，但多数患者白细胞下降的程度都比较轻微，而且下降过程也比较缓慢，对治疗的影响较小。还有些患者在放疗前或者放疗期间同时接受化疗，这种情况下对血象影响较大，有时会出现Ⅲ～Ⅳ度的骨髓抑制，白细胞可能会减少到一个比较低的水平。这种情况下，医生会给予药物治疗，患者要加强营养供给，尽快恢复白细胞、血小板的水平，纠正贫血等。

（五）癌痛治疗

---

201. 如何向医生描述疼痛？

首先应该向医生准确描述疼痛的部位：哪里感到疼痛？哪里疼痛最明显？是否伴随其他部位的疼痛？疼痛部位是否游移不定？其次要告诉医生疼痛发作的特点：是持续痛还是间歇痛？什么因素使疼痛加剧或缓解？一天中什么时间感到最痛？如果是间歇痛多长时间发作一次？最后要向医生描述感受的疼痛程度：是轻度、中度、重度还是严重痛？

特别要注意的是，对疼痛程度的诊断应该是依据患者所表述的感觉，而不是医生认为"应该是怎样的程度"。所以正确向医生描述患者的疼痛可以帮助医生对患者进行有效的治疗。

202. 什么是非阿片类镇痛药？

非阿片类镇痛药是指止痛作用不是通过激动体内阿片受体而产生的镇痛药

物。按其作用机制主要分为以下两类：

（1）非甾体类抗炎镇痛药：具有解热镇痛、且多数兼具消炎、抗风湿、抗血小板聚集作用的药物。主要用于治疗炎症、发热和疼痛。如吲哚美辛、对乙酰氨基酚、芬必得（布洛芬）、萘普生、奇诺力（舒林酸片）、西乐葆等。

（2）非阿片类中枢性镇痛药：作用于中枢神经系统，影响痛觉传递而产生镇痛作用。如曲马多、氟吡汀。

203. 什么是阿片类镇痛药？

阿片类镇痛药为一类作用于中枢神经系统，激动或部分激动体内阿片受体，选择性减轻或缓解疼痛，对其他感觉无明显影响，并能保持清醒的一类止痛药物。镇痛作用强，还可消除因疼痛引起的情绪反应。阿片类镇痛药按药物来源可分为以下三类：

（1）天然的阿片生物碱，如吗啡、可待因。

（2）半合成的衍生物，如双氢可待因。

（3）合成的麻醉性镇痛药，哌替啶（杜冷丁）、芬太尼族、美沙酮等。

204. 什么是药物的耐药性？镇痛药也能产生耐药性吗？

耐药性又称抗药性，系指微生物、寄生虫或肿瘤细胞与药物多次接触后，对药物的敏感性下降甚至消失，致使药物对耐药微生物、寄生虫或肿瘤细胞的疗效降低或无效。镇痛药反复使用后也会产生耐药性，其结果导致镇痛作用下降，作用时间缩短，有些需要逐渐增加剂量才能维持其镇痛效果。

205. 什么是药物的依赖性？镇痛药会产生依赖性吗？

药物的依赖性俗称药瘾或瘾癖，它分为精神依赖和躯体依赖两种。

精神依赖或称心理依赖，也就是通常所说的成瘾性，是指患者对某种药物的特别渴求，服用后在心理上有特殊的满足感。镇痛药物容易产生成瘾性，阿片类药物成瘾的特征是持续地、不择手段地渴求使用阿片类药物，主动觅药，目的不是为了镇痛，而是为了达到"欣快感"，这种对药物的渴求行为会导致药物的滥用。

对精神依赖的过于担心是导致医生和患者未合理使用阿片类药物的重要原因。大量国内、外临床实践表明阿片类药物用于癌症患者镇痛成瘾者极其罕见。

躯体依赖是指重复多次的给同一种药物，使其中枢神经系统发生了某种生理或生化方面的变化，致使对某种药物成瘾，也就是说需要某种药物持续存在于体内，否则药瘾大发产生戒断症状。阿片类药物成瘾表现为用药一段时间后，突然停阿片类药物后出现的流涕、流泪、打哈欠、出汗、腹泻、失眠及焦虑烦躁等一系列不舒服的戒断症状。戒断症状很容易通过逐渐减少用药剂量来避免。

耐药性和躯体依赖性是阿片类药物的正常药理学现象，癌痛患者通常使用的是阿片类药物的控或缓释剂型，极少发生精神（心理）依赖。癌痛患者如发生药物依赖性并不妨碍医生有效地使用此类药物。

206. 长期用阿片类镇痛药会成瘾吗？

对阿片类药物成瘾的恐惧是影响患者治疗疼痛的主要障碍。世界卫生组织对癌痛患者使用镇痛药已经不再使用成瘾性这一术语，替代的术语是药物依赖性。镇痛药躯体依赖性不等于成瘾性，而精神依赖性才是人们常说的成瘾性。躯体依赖性常发生于癌痛治疗过程中，表现为长期用阿片类药物后对药物产生一定的躯体依赖性，突然中断用药会出现流涕、流泪、打哈欠、出汗、腹泻、失眠及焦虑烦躁等不舒服的症状（戒断症状）。癌痛患者因疼痛治疗的需要对阿片类药物产生耐受性（需要适时增加剂量才能达到原来的疗效）及躯体依赖性是正常的，并非意味已"成瘾"，不影响患者继续安全使用阿片类镇痛药。在医生的指导下，采用阿片类药物控释、缓释制剂，口服或经皮给药，按时用药等规范化用药方法，可以保证理想的镇痛治疗。

207. 非阿片类药吃了不管用，多吃点就行了吗？

许多患者及家属认为非阿片类药物比阿片类药物安全，可以多吃，并因惧怕阿片类药物成瘾，想尽量避免用强阿片类药物，其实这种想法和做法都不对。非阿片类镇痛药止痛效果并不是与用量成正比，当达一定剂量水平时，增加用药剂量并不能增加镇痛效果，而且药物的不良反应将明显增加，也就是通常所说的

"天花板效应"。阿片类药物如果在医生指导下正确个体化用药，防治药物的不良反应，长期用药对肝脏及肾脏等重要器官无毒性作用。与之相比，非阿片类镇痛药长期或大剂量服用可发生器官毒性反应的危险性明显高于阿片类镇痛药。非甾体类抗炎药是非阿片类药中的一种，其在用药初期大多无明显不良反应，但长期用药，尤其是长期大剂量用药则可能出现消化道溃疡、血小板功能障碍及肾毒性等不良反应。大剂量对乙酰氨基酚可引起肝脏毒性。因此，如果正确使用，一般阿片类镇痛药比非阿片类药更安全。

208. 阿片类药物是治疗癌痛的首选吗？

阿片类药物是最古老的止痛药，也是迄今为止最有效的止痛药。世界卫生组织提出："尽管癌痛的药物治疗及非药物治疗方法多种多样，但是在所有止痛治疗方法中，阿片类止痛药是癌痛治疗中必不可少的药物。对于中度及重度的癌痛患者，阿片类止痛药具有无可取代的地位"。在癌痛治疗中之所以对阿片类镇痛药的作用有如此高的评价是缘于这类药物有以下三大特点：

（1）止痛作用强：阿片类药物的止痛作用明显超过其他非阿片类止痛药。

（2）长期用药无器官毒性作用：阿片类药物本身对胃肠、肝、肾器官无毒性作用。

（3）无"天花板效应"：因肿瘤进展而使患者癌痛加重时，或用阿片类药止痛未达到理想效果时，可通过增加阿片类药物的剂量提高止痛治疗效果，其用药量无最高限制剂量。

209. 阿片类药物有哪些毒副反应？出现后应立即停药吗？

阿片类药物常见的毒副反应主要为便秘（发生率90%）和恶心、呕吐（发生率30%），其他包括眩晕（发生率6%）、尿潴留（发生率5%）、皮肤瘙痒（发生率1%）、嗜睡及过度镇静（少见）、躯体和精神依赖（少见）、阿片过量和中毒（少见）、精神错乱及中枢神经毒副反应（罕见）。除便秘以外，其他的毒副反应一般出现在用药初期，

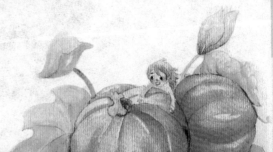

数日后患者都会逐渐耐受或自行消失。出现便秘者可采用对症治疗，不要影响患者继续用药。在医生正确指导下用药，其他少见和罕见的毒副反应可减少或避免发生。所以患者不必担心阿片类会发生严重毒副反应而停药。

210. 害怕增加阿片类药物剂量，部分缓解疼痛就可以凑合了？

有些患者因害怕药物成瘾而不敢增加阿片类药物剂量，造成用药剂量不足，这样会导致镇痛不足，长期的疼痛刺激将使疼痛进一步加重，形成神经病理性疼痛等难治性疼痛，造成恶性循环。对于癌症患者，疼痛治疗的主要目的应该是根据患者具体情况合理地、有计划地综合应用有效镇痛治疗手段，最大限度缓解癌痛症状，持续、有效地消除或减轻疼痛，降低药物的毒副反应，最大限度地提高患者的生活质量。理想的镇痛治疗应该是使患者达到无痛休息和无痛活动，消除疼痛是患者的基本权利，所以每位癌痛患者都不应该忍受不必要的疼痛，要相信疼痛是可以控制的，要在医生的指导下最大限度地缓解自己的疼痛。

211. 癌痛患者在接受其他抗肿瘤治疗的同时可以使用镇痛药吗？

许多癌症患者在进行化疗、放疗、手术治疗或其他抗肿瘤治疗的过程中出现疼痛，这些患者通常会担心镇痛药会影响抗肿瘤治疗的效果而尽量忍受疼痛。目前的研究显示镇痛药对其他抗肿瘤药没有不良影响，良好的镇痛有助于患者顺利完成其他抗肿瘤治疗。

212. 一旦使用阿片类药就不能停止，需要终身用药吗？

一些服用了阿片类镇痛药的癌痛患者接受化疗、放疗、手术治疗或其他抗肿瘤治疗后，肿瘤得到了控制，疼痛明显减轻，这些患者想知道镇痛药是否可以停

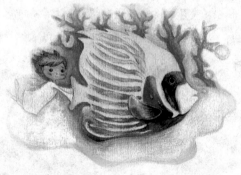

止服用？答案是只要疼痛得到满意控制，可以随时安全停用阿片类镇痛药。吗啡日用药剂量在30~60mg时，突然停药一般不会发生不良反应。长期大剂量用药者，突然停药可能出现戒断综合征，所以长期大剂量用药的患者应在医生指导下逐渐减量停药。

213. 口服阿片类控释片控制疼痛趋于稳定，但有时会出现突发性疼痛怎么办？

突发性疼痛也叫暴发痛，是指在持续、恰当控制慢性疼痛已经相对稳定基础上突发的剧痛。突发性癌痛常常被患者叙述为无规律性、散在发生、急性发作、持续时间短、瞬间疼痛加剧、强度为中到重度，可以超出患者已控制的慢性癌痛水平。暴发痛可以是与原发性疼痛一致或者感觉完全不同的阵发性疼痛，可以由不同诱发因素而发作（与肿瘤相关、与治疗相关、伴随的其他疾病），病理生理机制也可能不同（伤害性疼痛、神经源性疼痛、复合性疼痛）。暴发痛可以干扰患者的情绪、日常生活（睡眠、社会活动、生活享受等），对疼痛的总体治疗产生了负面影响。所以，及时治疗暴发性癌痛非常有必要。患者要告诉医生存在暴发性疼痛，而不要因为暴发痛的持续时间短而忍受疼痛。目前，治疗暴发性癌痛的主要方法为在医生的指导下使用合适补救剂量即控释或速释型阿片类药物，并根据暴发痛的原因合理应用辅助药物等。

214. 治疗癌痛除口服镇痛药外，还有哪些方法？

癌痛的原因多样，性质复杂，所以癌痛的综合治疗也显得很重要。目前，癌痛治疗中应用的方法很多，除口服镇痛药治疗外，还有放射治疗、化学治疗、放射性同位素治疗、神经阻滞、脊髓刺激、射频消融、中医中药辅助治疗及心理治疗等方法。

（六）中医治疗

215. 中医治疗胃癌的基本方法是什么？

"扶正培本"是中医治疗胃癌以及其他恶性肿瘤最重要也是最广泛的方法。

现代研究证实扶正培本法能够改善机体免疫功能、保持内环境稳定，部分扶正培本药物具有抗氧化和清除自由基的作用。扶正培本治疗多从益气健脾入手，常用药物有党参、白术、茯苓、黄芪、白扁豆、山药、薏米等。在益气健脾基础上需要结合辨证施治，根据患者体质不同选择养阴生津、疏肝和胃药物。胃癌的特点是整体为虚，扶正培本正是针对正气不足的疾病本质进行治疗，但仅仅扶正并不全面，考虑到局部为实的情况，必须扶正为主，兼以祛邪。常用的祛邪治法有理气化痰、活血化瘀、清热解毒等。气机失调、痰湿内蕴是诱发胃癌的重要因素，脾胃气滞的情况可见于胃癌早、中、晚各阶段。瘀毒内阻是多种肿瘤共同的常见病机，活血化瘀是中医治疗胃癌祛邪治法中的重要内容，同时也是治疗疑难疾病、顽固疾病的重要法则。肿瘤进展、病情恶化阶段患者常常出现发热、肿块增大、灼热疼痛等症状，多属中医热毒内蕴的表现，清热解毒药物能够控制和减轻肿瘤组织周围的炎症反应，直接或间接抑制、杀伤肿瘤细胞，进而在一定程度上起到抑制肿瘤发展的作用。由于肿瘤疾病顽固、病情复杂，某一两种治法往往难以胜任治疗，需要兼顾整体与局部病情特点，圆机活法，有机结合各种治法，才能取得较好疗效。

216. 保护"胃气"对于胃癌患者有什么重要意义？

"有胃气则生，无胃气则死"出自《黄帝内经》。也许有的患者会说，我已经接收手术切除了全胃，哪里来的胃气？其实这里说的"胃气"就是人们说的中气，也就是中医说的后天之本，并不是指手术切除的胃脏。胃癌的病理特点决定了患者胃气虚弱、不耐受纳为其突出症状，所以胃癌治疗过程中要特别注意顾护胃气。只要能在一定程度上维持"胃气"，治疗就有希望，患者就可能逐渐好转；如果"胃气"渐渐虚弱以致衰败，那么治疗难度很大，疾病预后很差。在患者"胃气"不强的情况下，节食是保护"胃气"的关键，一定不要超出个人消化能力勉强进食。临床实际中，这种情况常常被比喻为"破车轻载"。体质虚弱、毫无食欲的晚期胃癌患者，建议多食用热稀粥，特别是小米粥以顾护"胃气"，同时适当配合扶正健脾消食的方药，以促进胃主受纳、脾主运化功能恢复，改善患者体力和生活质量。

217. 中医药配合放化疗能同时进行吗？

多年来，大量的临床实践表明，中医药与放化疗之间不会发生冲突，截至目前也没有患者因为接受中医药治疗而降低放化疗效果的报道。中医治疗是肿瘤综合治疗的方法之一，适用于肿瘤患者治疗的各阶段。在不同阶段，中医药扮演不同的角色、发挥不同的作用。放化疗期间，西医治疗是抗肿瘤治疗的主力军，其治疗本身具有很强的"杀伤力"，不仅能够杀死、抑制肿瘤细胞，对人体正常的细胞也会带来不同程度的损伤，表现为骨髓功能、消化系统、神经系统等方面的不良反应。而中医治疗处于辅助地位，侧重于为放化疗"保驾护航"。通过益气扶正、填精养血、调理脾胃等治疗方法，改善或减轻患者乏力、失眠、恶心呕吐、食欲减退、便秘、手足麻木、骨髓抑制等不良反应和症状，目的在于使患者的放化疗得以顺利进行，所以并不以抗肿瘤为主要治疗方向。有些患者认为，化疗后呕吐反应本来就很严重，用中药后会更增加呕吐反应，喝下去的中药也会吐出来，起不了什么作用。其实许多中药具有很好的止吐功效，合理运用的话在止吐同时还可以改善食欲。放化疗结束后，中医药从辅助地位转变为主力地位，不仅要继续扶正、调和脾胃，还需要同时加强抗肿瘤治疗的力度。应该强调的是，中医药治疗需要长期坚持才能获得一定效果。

218. 胃癌患者什么时候可以开始中药治疗？

中医治疗介入的时间越早越好。手术切除肿瘤病灶后，肠道功能基本恢复时，就可以考虑开始服用中药了。一般来说患者排气、排便正常就可以进流食或半流食，包括中药，肠道已经可以吸收中药有效成分了。此时用中药治疗可以加快患者手术后的康复进程，有助于提升患者的免疫功能，保证放化疗按时正常进行。

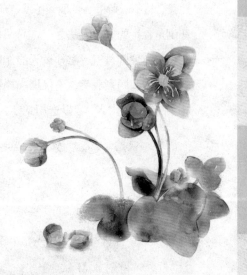

219. 冬虫夏草的主要功效有哪些？适用于哪些人群？

冬虫夏草作为一种传统的名贵滋补中药材既不是虫，也不是草，是麦角菌科真菌冬虫夏草寄生在蝙蝠蛾科昆虫幼虫上的子座及幼虫尸体的复合体。虫草主要成分包括虫草酸、虫草素、氨基酸、生物碱、维生素、多糖及矿物质等。其体外提取物具有明确的抑制、杀伤肿瘤细胞的作用，虫草素是抗肿瘤作用的主要成分。中医认为冬虫夏草性味甘、温，归肺、肾经，功能补虚损、益精气，又能平喘止血化痰。冬虫夏草药用价值很高，具有阴阳双补的特点，尤其擅长补益肺肾二脏，药性较平和，除了孕妇、感冒、有实热等情况外，普通人群多数都可服用，且全年均可服用，以冬季最佳。传统服用方法是煎煮内服，可以入丸、散，或研末食用，也可以泡酒、煲汤、煮粥服用。需要强调的是，无论哪种方法均应连渣服用，最大程度保证有效吸收。除了肾癌患者外，肺癌及许多慢性病患者，如肾功能不全、肺气肿、肺纤维化等也适合服用冬虫夏草。

220. 常用的滋补食物有哪些？

食疗所用的食物以平性居多，温热性次之，寒凉性食物最少。常用的平性食物有赤小豆、黑豆、木耳、百合、莲子、菜花、土豆、鲤鱼、山药、桃子、四季豆等；温热类食物有牛肉、羊肉、鸡肉、虾、蛇肉、黄豆、蚕豆、葱、姜、蒜、韭菜、香菜、胡椒、红糖、羊乳等；凉性食物有猪肉、鳖肉、鸭肉、鹅肉、菠菜、白菜、芹菜、竹笋、黄瓜、苦瓜、冬瓜、茄子、西瓜、梨、柿子、绿豆、蜂蜜、小米等。药粥是食疗的重要方法之一，简便易行，效果显著。常选用粳米或糯米为原料，二者具有健脾益气、滋补后天的作用，常与山药、龙眼、大枣、莲子、薏米等可食用的中药同煮成粥，不仅增加补养脾胃的功效，而且能够增添药粥的色、形、味。胃癌属气虚者，可以选用党参、黄芪、茯苓、薏米、大枣、莲子药物加工药膳；属阴虚者，可以选择太子参、石斛、枸杞、百合、荸荠等药物；偏于胃热者可以选用竹叶、生地、麦冬、白茅根等药物。

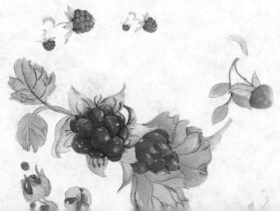

复查与预后篇

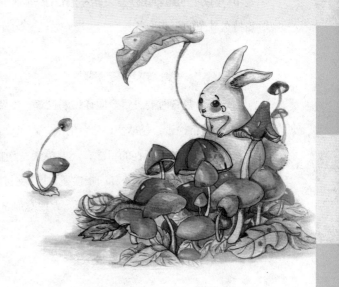

221. 胃癌患者治疗后是否应该定期到医院进行复查?

一些胃癌患者自认为,在接受手术和(或)放化疗后就没有什么大问题了,特别是早期患者,他们在欣喜之时却忘了医生交待的要定期到医院进行复查。殊不知胃癌患者手术治疗后有超过50%的复发转移率,包括淋巴结转移、体内脏器转移如肝、肺转移等、腹腔种植转移、吻合口复发等,是患者死亡的主要原因。预防和早期发现肿瘤复发转移的主要措施就是定期复查。当胃癌患者出现复发转移时,其症状常缺乏特异性,且自身也难以察觉,因此应遵照医生的嘱托定期到医院进行复查。

222. 肿瘤患者治疗后多长时间复查一次合适?

肿瘤患者治疗后最易在2年内出现复发转移。因此,在治疗后的最初2年期间应每3~4个月复查一次,自第3~5年应每半年复查一次,从第5年后则可以一年一次,但这每年一次的检查要持续终身。在门诊患者当中不乏治疗后七八年甚至是10年以上的患者出现复发转移的情况。因为肿瘤是一种慢性疾病,要做好与肿瘤持久斗争的思想准备。

223. 胃癌患者复查时需要进行哪些检查?

胃癌患者复查时要进行全面详细的检查,主要包括以下几方面内容:

(1)体格检查:包括伤口愈合情况,如果检查发现伤口旁出现较硬的结节,则不除外有肿瘤种植转移的可能;还要检查左锁骨上淋巴结是否肿大,这也是最常见的远处转移部位;此外肛门指检还可以发现肿瘤是否有盆腔转移等。

(2)实验室检查:血常规检查、大便隐血试验、CEA、CA19-9、CA72-4,肝肾功能等检查。

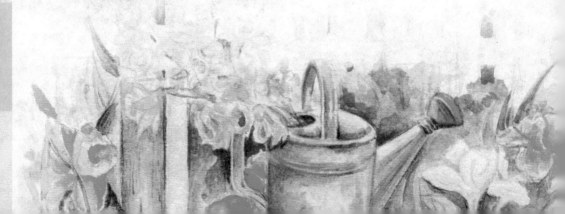

（3）胃镜检查：术后每 6 个月 1 次；胃癌手术后 3 年以后，每年 1 次至终生。

（4）影像学检查：腹盆腔增强 CT，建议手术后 4 周检查 1 次；作为基线片，以后至少每半年 1 次，必要时每 3~4 个月 1 次；X 线胸片或胸部 CT 检查，还有 X 线钡餐、MRI 等酌情选用。

（5）特殊检查：骨扫描检查为非必须检查项目，手术后 1~3 年内，可每年 1 次，或根据需要调整；以后酌情选用。

224. 不同分期胃癌治疗效果如何？

癌症分期在一般情况下是可以描述肿瘤的成长。目前临床上常用的胃癌分期多采用国际TNM分期法，即根据肿瘤的侵犯深度、淋巴结转移数目以及远处转移的情况来衡量病情的早晚。对胃癌进行分期除了可以判定胃癌的病程、选择合理的治疗方案，还可以判断疗效和预后。早期胃癌手术后5年生存率可达90%以上，Ⅱ 期为70%左右，Ⅲ 期不足30%，晚期则低于10%。因此，要提高胃癌的治疗效果，关键是要早期发现，早期治疗，并且要采用手术、化疗、放疗等综合治疗手段。

225. 影响胃癌治疗效果的因素有哪些？

肿瘤生物学行为是影响胃癌治疗效果的主要原因。包括：①病期的早晚：病期越早预后越好，越晚预后越差；②病理组织学类型：溃疡癌变预后较好，未分化癌及黏液腺癌预后最差；③癌肿生长方式：膨胀型生长预后好，弥漫浸润性生长预后最差；④淋巴结转移：无淋巴结转移病例预后好，术后 5 年生存率约为48%，有淋巴结转移者 5 年生存率为25%；⑤手术方式：根治性切除的 5 年生存率为 41.3%；胃癌姑息切除的生存率为 11.7%。此外，根据患者不同的肿瘤生物学特点，应采取有针对性的、科学的个体化治疗方案，是提高治疗效果的有效途径。

226. 复查前要准备哪些材料？

患者到医院复查就诊时，首先，应回顾上次复查后到目前这段时期自身的感受，如有无任何不适症状，饮食、大小便是否正常、规律等。其次，应将以往各种检查结果、影像资料，包括胃镜检查、X线上消化道钡餐影、CT、B超检查报告单，病理检查报告单，如果患者用过化疗，应写清楚所用化疗方案及使用周期；如果是放疗后患者，应携带放疗记录单。总体而言，凡是与诊治相关的资料，尽量带齐。一方面，有利于医生了解既往诊治过程；另一方面患者可以避免重复或不必要的检查，节约费用，缩短诊治时间，减少患者的痛苦，使患者尽早得到治疗。目前，很多大医院均已使用数字化病案管理系统，住院治疗过的患者的相关记录及各种检查结果都有保存，可方便患者进行复查。

227. 还没到复查时间，但最近有些不舒服的感觉，需要提前看门诊吗？

老刘3年前因胃癌行手术切除，近1年按要求每半年复查一次，目前距下一次复查还有2个月，但最近一段时间总是感觉腹部不舒服，进食后饱胀，消化不良，排气次数减少，排便不畅，自认为是进食不易消化食物以及肠粘连引起，未予重视，但这种情况持续2周，未见明显好转，不得不到医院就诊，经检查发现是肿瘤复发转移。这一病例告诉我们，复查虽然是定期进行，但绝不能将其机械化，不管是否到复查时间，只要出现异常表现就应该到医院检查，以便尽早发现复发转移，及时进行治疗。

228. 胃癌患者术后在生活习惯方面要注意哪些事项？

胃癌患者术后残胃的搅拌研磨功能减退，所以牙齿的咀嚼功能应扮演更重要的角色。对于较粗糙不易消化的食物，应多嚼慢咽。如要进食汤类或饮料，应注意干稀分开，并尽量在餐前或餐后 30 分钟进汤类，以预防食物过快排出影响消化吸收。进餐后应侧卧位休息以延长食物的排空时间，使其完全消化吸收。要少食多餐、定时定量，不要吃得过饱。多食用新鲜水果和蔬菜，不食不新鲜食品，霉变的食物及粮食。多吃对于胃黏膜没有机械性刺激的、易消化的食物。另外，要戒烟戒酒，不要食用辛辣、刺激的食物；不食用烟熏和腌制食品。

患者在康复期间要保持良好的心理状态，切忌烦躁、焦虑，在日常生活中要避免着急、生气，保持情绪愉快，乐观开朗。生活要规律，早期以休闲为主，等以后在身体条件允许时，适当进行锻炼，如散步、做操等，但要劳逸结合，不能过度劳累。

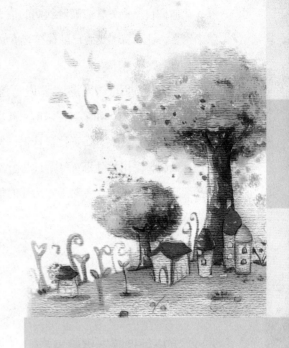

心理调节篇

229. 怎样调适患者和家属的心情？

首先医务人员应使患者的家属详细了解病情，耐心讲解病情及治疗的最新进展，让他们自己首先怀有战胜疾病的信心和勇气。其次患者家属应以实际行动去感染患者，让患者感觉到自己存在的价值及意义。

230. 怎样合理地对胃癌患者进行围手术期的心理干预？

首先，医护人员和家属在术前应向患者交流手术治疗的相关信息，以消除患者的紧张焦虑；其次，矫正错误认识，例如手术治疗会引起肿瘤加速生长的错误认识；最后，采用松弛训练等心理学方法对患者进行心理干预，调整患者的期望值及顺应性，并增强患者对手术治疗的信心与自我控制感，倡导以积极乐观开朗的心情去迎接手术。

术后家属应对患者悉心照料，不离不弃，给患者心理支持，鼓励其参与社会活动，并积极配合下一步治疗。患者的朋友和同事也应积极向患者提供适当的关怀和沟通信息，使患者的社会存在感得到认可。

231. 怎样处理晚期胃癌患者的心理问题？

晚期癌症患者的心理负担较重，更容易产生恐惧、悲观和孤独等不良心境。作为家属首先不能自暴自弃，更应以积极乐观向上的情绪去感染患者，暗示其存在的价值，用以往的成功病例鼓励患者的生存欲望，更好地配合治疗。

232. 如何克服胃癌患者对手术的恐惧感？

患者对任何手术都存在不同程度的恐惧心理，担心手术中会出现意外情况，手术后会有并发症，并可能对身体产生不良后果。通过以下几方面，可以克服恐惧：

（1）患者要对自己的病情有充分的了解，知道自己的疾病该如何治疗。当然，恶性肿瘤患者是否要清楚自己的病情，则要看患者的承受能力。

（2）对于某些疾病，手术治疗是必须和唯一有效的选择，手术的目的是为了解决病痛，消除疾病。

（3）对于任何一个手术方式，特别是较大的手术方案，都是经过医务人员缜密思考、严格讨论而制订的科学方案，对可能出现的意外情况及手术后并发症，制订了有效的预防措施，进行了充分的准备，除非特殊情况，手术均会获得成功。

（4）充分信任医务人员，相信他们会尽最大努力，也有足够的能力，完全能尽责细心地做好手术，达到预期的目的。

233. 如何使胃癌患者克服对化疗不良反应的恐惧感?

大部分的胃癌患者在住院化疗期间会担心化疗带来的呕吐、脱发等不良反应，尤其在化疗的前一晚会有失眠等恐惧感。化疗药物对每个人的作用是有个体差异的，医生在临床工作中掌握了针对化疗不良反应的处理经验会予以相应处理。家属可以在化疗前一晚陪伴患者，使患者以平静的心态去接受化疗。

234. 如何使胃癌患者正确面对病情?

如今社会很多人还是谈"癌"色变，但癌症并非不可治愈，在临床工作中，仍有许多患者得到根治性的治疗，甚至可以达到长期无瘤生存。患者及家属首先应该正确面对"胃癌"这一疾患，根据患者的心理承受能力及受教育程度，医生和患者家属可以协商对患者进行选择性的告知病情，以克服患者的疑惑、焦虑及抑郁情绪。同时亲属及同事更应积极主动向患者交流沟通，给予更多的关心和帮助，增强患者战胜疾病的信心，鼓励患者勇敢地驾驭生活。

正所谓"药疗是核心，心疗是前提，食疗是基础，体疗是补充"。通过医患双方多方面的交流与努力，充分发挥社会心理干预在临床工作中的作用，最大限度地改善胃癌患者的总体生活质量及治疗效果。

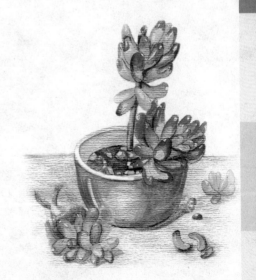

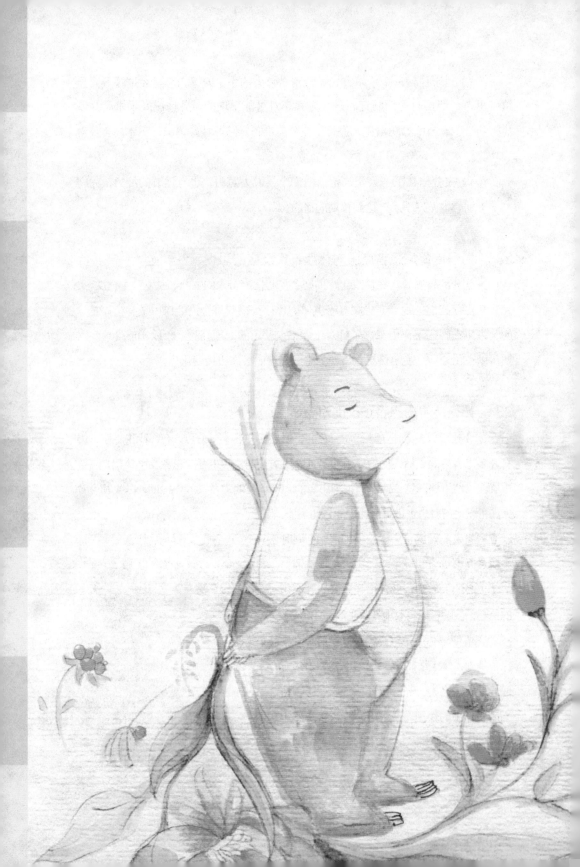

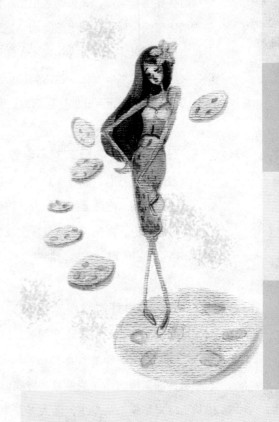

预防篇

235. 胃癌患者如何进行早诊早治？

目前，胃癌仍然是我国发病率和死亡率较高的恶性肿瘤。然而，与多数肿瘤一样，早期诊断胃癌比较困难，主要原因是早期肿瘤多无明显感觉，而出现典型症状时往往已非早期，失去彻底根治的机会。临床上，多数胃癌患者仅表现为常见的消化道疾病症状，如上腹隐痛、饱胀、嗳气、厌食等，由于症状轻微，难以引起重视。所以，诊断胃部疾病不仅需要患者本身多了解一些基本的卫生保健常识，关注身体的细微变化。也需要接诊医生对此提高警惕，积极地对于一些伴有高危因素的无症状患者开展早期筛查，例如慢性胃炎、慢性胃溃疡、胃息肉等。

236. 什么样的人需要定期复查胃镜？

一般来讲，具有胃癌癌前病变、癌前疾病的患者应该定期进行胃镜复查。例如，慢性胃溃疡、慢性萎缩性胃炎、胃切除手术史、胃息肉、恶性贫血、胃癌家族史、胃癌病史、胃黏膜不典型增生及胃黏膜上皮内瘤变等。这类患者发生胃癌的概率高于普通人群，需要定期复查胃镜，以期早期早治。

237. 胃癌的发病过程是怎样的？

胃癌的确切病因尚未完全阐明，目前认为胃癌是由幽门螺杆菌感染（Hp）、环境因素和遗传因素协同作用的结果。胃癌很少直接从正常胃黏膜上皮发生，而大多发生于原有病理变化的基础上，这种病理变化分为癌前病变和癌前疾病。癌前病变指易发生癌变的胃黏膜病理组织学变化，即异型增生。而癌前疾病是指发生胃癌危险性明显增加的临床情况，包括萎缩性胃炎（伴或不伴肠上皮化生和恶性贫血），慢性胃溃疡，残胃，胃息肉和胃黏膜巨大皱襞症。在上述病理变化基础上，胃癌的发生概率明显增加。

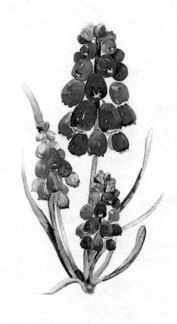

238. 胃癌可以筛查吗？如可以，应通过哪些步骤进行筛查？

虽然胃癌早期没有特异性的症状和体征，但可以通过定期筛查获得早诊早治的机会。目前，胃镜是胃癌筛查的重要手段和工具。根据日本和韩国的经验，由于实施胃镜筛查，早期胃癌已占到全体胃癌半数以上，极大地提高了治疗效果和生存率。

239. 饮食与癌症的发生有关系吗？

饮食会影响大肠癌、胃癌、口腔癌、肾癌、食管癌和乳腺癌的发病率。我国研究发现 13% 死于癌症的患者水果摄入不足，还有 3.6% 蔬菜摄入不足。高摄入动物脂肪、动物蛋白和低纤维饮食是患大肠癌的危险因素。烟熏盐渍品，长期食用高温、辛辣食物是患胃癌的危险因素。嚼槟榔、饮酒是患口腔癌的危险因素。高摄入乳制品、动物蛋白、脂肪是患肾癌的危险因素。食物的过热、偏硬、制作粗糙、吞食过快、辛辣刺激是患食管癌危险因素。高热量、高脂肪饮食是患乳腺癌的危险因素。因此，饮食习惯与癌症的发生密切相关。

240. 为什么多数癌症容易在老年人中发生？

约 60% 癌症会在 65 岁以后出现，约有 70% 的癌症患者死亡会发生在老年人群。目前认为存在以下几方面的原因导致癌症容易在老年人中发生：①在机体内癌变过程需要若干年才能完成；②部分细胞、组织在老化时才会对部分致癌物质更加敏感；③机体免疫系统清除恶化细胞组织的能力随着年龄的增加而减弱；④癌症的发生总伴随着 DNA 遗传物质的出错，老化细胞修复出错 DNA 遗传物质的能力随着年龄的增加而减弱。

241. 为什么常出现家庭多名成员患上癌症？

多个家庭成员出现癌症可能有几方面的原因：

（1）可能仅仅是一个巧合。

（2）可能是因为家庭成员生活在相似的环境或者有相似的生活习惯，比如均喜欢抽烟和酗酒。

（3）可能家庭成员遗传因素所致。需要注意的是，仅有5%以下的癌症患者因父方或母方缺陷基因遗传所致，而绝对多数癌症患者与遗传因素无关。缺陷基因仅会增加癌症的风险，其存在并不意味着一定会出现癌症。

242. 肥胖与癌症有关系吗?

研究表明肥胖与绝经后乳腺癌、大肠癌、子宫内膜癌、食管癌、胰腺癌、肾癌、胆囊癌等20多种癌症相关。肥胖人群与正常体重人群相比，过量脂肪组织会带来较多激素和生长因子。高水平激素，如雌激素和胰岛素会增加部分癌症发生的风险。研究表明死于癌症的男性患者中有0.06%，在女性中有0.78%与肥胖有关。

243. 如何通过控制体重降低癌症发生风险?

首先需要通过体质指数公式确定体重是否在健康范围内。对于部分人来说，将体重控制在理想范围内比较困难，或许首先应该调整生活方式，健康饮食，减少饮食量并积极锻炼身体，这样能先保证体重不再增加，随后逐步降低体重。体重的控制最终能降低癌症的发生风险。目前我国居民生活水平改善，越来越多的人出现超重和肥胖，同时应该从儿童做起，加强对学生的健康教育。

244. 为什么有些职业容易患肿瘤?

部分职业会因长期接触致癌物质，最终出现职业相关癌症，在我国确定的职业肿瘤有8种：①联苯胺所致膀胱癌；②石棉所致肺癌、间皮瘤；③苯所致白血病；④氯甲醚所致肺癌；⑤砷所致肺癌、皮肤癌；⑥氯乙烯所致肝血管肉瘤；⑦焦炉逸散物所致肺癌；⑧铬酸盐制造业所致肺癌。我国死于癌症的患者中，2.7%以上与职业性致癌因素有关。

245. 如何预防职业相关癌症?

职业相关癌症的预防措施包括通过有效防护降低职业性致癌因素暴露水平和接触机会、替代某些强致癌物、实施医学监护和药物预防等。同时，常规体检有助于早期发现这些肿瘤病变，并及时治疗。

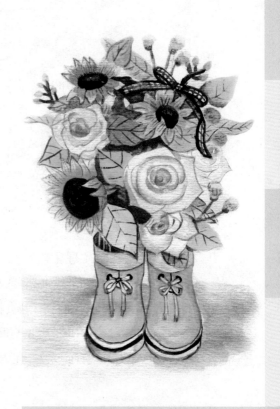

认识胃癌篇

246. 胃的形态和体内的位置?

胃在人体的胸骨剑突的下方,肚脐的上部,略偏左,上连食道,下通小肠。是消化管中最膨大的部分,胃中度充盈时,胃的贲门部、胃底、胃体大部分位于左季肋区,胃体的小部分、幽门部位于腹上区。在活体上可因体位、呼吸和胃内容物的多少而有变化。

胃的形态、大小、位置因人而异,主要由肌张力和体型决定,可大致呈钩型胃、肠型胃、瀑布型胃。

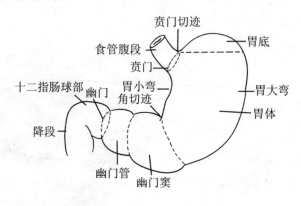

胃的解剖结构

247. 胃有哪些主要生理功能?

胃的主要生理功能在于其伸缩性的食物储存功能,可作为食物的临时容器,而且胃可依靠自身的蠕动功能将大块食物研磨变小,并将食物中的大分子降解成较小的分子,以便于进一步被吸收。胃只能吸收少量水和酒精以及很少的无机盐,胃腺分泌的胃液中含有盐酸和蛋白酶,可简单初步消化蛋白质。

248. 什么是胃癌?

胃癌泛指起源于胃的所有恶性肿瘤的统称,起源于胃壁最表层的黏膜上皮细胞,可发生于胃的各个部位(胃窦幽门区最多、胃底贲门区次之、胃体部略少),可侵犯胃壁的不同深度和广度。

249. 什么是库肯勃格瘤?

库肯勃格瘤是指来自胃肠恶性肿瘤的卵巢转移瘤,其中原发肿瘤以胃癌最多见,尤其指胃黏液癌细胞浸润至胃浆膜表面时,经过种植性转移这种扩散方式,种植于双侧卵巢形成的转移性黏液癌。卵巢库肯勃格瘤的主要治疗方法为根治性手术加化疗。

250. 胃部常见的良恶性肿瘤有哪些?

胃的良性肿瘤包括:胃平滑肌瘤、胃腺肌瘤、胃纤维瘤、胃神经纤维瘤、胃血管瘤、胃化学感受器瘤、胃类癌等。恶性肿瘤包括:胃腺癌、胃鳞癌、胃神经内分泌癌、胃淋巴瘤等。

251. 胃癌的转移途径有哪些?

胃癌常见的转移途径有淋巴管、血管和体腔的种植转移。淋巴转移即沿着淋巴管进行播散,主要转移部位是淋巴管。首先转移到区域淋巴结,然后扩散到更多的远隔部位,包括脐部、左锁骨上和左腋窝等部位。

血管转移及肿瘤细胞浸透管壁,在血管内随着血液循环到达机体的各组织器官继续生长。部位包括肝脏、肺、骨、肾上腺(相对较少)、脑和肾脏。

种植转移是指其他的转移肿瘤细胞突破器官的表面,并脱落至其他器官表面定植生长,即为种植转移。常见为腹膜广泛转移,转移瘤也可能在道格拉斯腔形成肿块,在直肠指诊时会被发现。在合并腹膜播散 的患者中,卵巢转移(库肯勃格瘤)是一个典型的发现。

252. 全世界范围内胃癌的发病概况怎样?

根据IARC发布的globocan 2002数据,2002年全球男性胃癌死亡率16.3/10万,居恶性肿瘤死因第2位,仅次于肺癌;女性为7.9/10万居第4位,仅次于乳腺癌、肺癌和宫颈癌。在175个国家地区中,男性胃癌在朝鲜、韩国、哈萨克斯坦、蒙古国和白俄罗斯死亡率较高,分别为37.1/10万、37.1/10万、34.6/10万、33.4/10万和33.0/10万;女性胃癌死亡率较高的有秘鲁、厄瓜多尔、蒙古国、哈萨克斯坦、朝鲜和韩国等国家，死亡率分别为24.1/10万、22.1/10万、19.4/10万、15.4/10万、15.0/10万和15.0/10万。非洲和欧洲人群的胃癌死亡率较低。我国男性和女性胃癌死亡率均属世界较高水平。

253. 中国人群中胃癌的发病概率怎样？

根据全国肿瘤登记中心2005年数据报道，全国肿瘤登记地区胃癌发病率为32.23/10万（男性42.85/10万，女性为21.32/10万），占全部恶性肿瘤的12.47%，是仅次于肺癌的第2位恶性肿瘤；死亡率为23.90/10万（男性31.33/10万，女性16.26/10万）占全部恶性肿瘤14.14%，仅低于肺癌和肝癌，居第3位。据现有资料估计，我国每年胃癌新发病例428380人，因胃癌死亡318756人。我国胃癌发病特点是：①农村地区的胃癌发病率和死亡率明显高于城市地区；②男性发病率高于女性；③不同地区胃癌死亡率差异较大。高发地区主要集中在山西、安徽、江苏、浙江、甘肃、青海等地，而云南、贵州、广东、广西、海南等地则相对较低。

254. 如何认识胃癌的病理报告？

一份标准的胃癌病理报告应包括以下几个内容：首先是肉眼对肿瘤组织的描述，例如肿瘤的大小、形态、生长侵袭范围及切缘情况等；其次是对肿瘤组织显微镜下的微观结构观察，如癌细胞的分化程度，胃壁的侵袭深度，淋巴结的转移数量及范围等；最后免疫组织化学染色结果。

255. 什么是癌前病变？

从正常组织到发生癌变的中间阶段称为癌前病变。机体的许多良性病变都可认为具有恶性病变的潜能。胃溃疡、胃腺瘤、慢性萎缩性胃炎、胃黏膜的肠上皮化生等均可被认为是癌前病变。

256. 胃癌有高危人群吗？

胃癌的病因目前尚未完全阐明。通过多年流行病学研究已经发现一些可能与胃癌发生相关的危险因素。经常食用盐渍、烟熏、焙烤方法保藏或制作的食品，如腌肉、熏肉、咸鱼、咸菜等摄入量多可增加患胃癌的危险；胃幽门螺杆菌 (Hp) 感染是人类胃癌危险因素。而吸烟可增加男性发生胃癌的危险。患有多年慢性萎缩性胃炎或溃疡反复发作的人群，以及一级亲属家族中患有胃癌的人群罹患胃癌的风险高于普通人群。

257. 胃癌最容易发生在胃的什么部位？

目前资料显示，胃癌可发生于胃的任何部位，半数以上发生于胃窦部、胃小弯及前后壁，其次在贲门部，胃体区相对较少。

258. 胃癌容易发生转移的部位是哪儿？

胃癌可通过机体的淋巴、血液循环或腹膜种植进行转移，由于胃的血流主要回流入肝脏，因此肝脏是胃癌最常见的血行转移器官；其次沿血行转移至肺或骨骼；由于胃壁含有丰富的淋巴管网，因此胃癌细胞极易侵犯淋巴管壁，并沿着淋巴循环进行转移，因此局部区域淋巴结及远处的淋巴结转移是胃癌最常见的转移部位。胃癌的种植转移是胃癌细胞脱落入腹盆腔，在组织器官的浆膜面进行增殖。

259. 什么是复发？肿瘤复发的常见位置有哪些？

胃癌根治性手术治疗后，在术后的辅助治疗及恢复期间发现肿瘤的原位生长或远处出现转移灶，称为肿瘤的复发。临床上常见的胃癌复发是胃大部分切除术后的残胃在若干年后有肿瘤的发生。复发的常见位置包括残胃、肝脏、腹膜、肺、骨等。

260. 什么是腹膜转移？

胃癌细胞具有典型的恶性肿瘤细胞的侵袭性生长的特点，会沿着胃壁逐层生长，并突破浆膜在胃壁表面脱落，由于癌细胞的超强适应能力可以在机体任何组织器官的表面进行生长，破坏局部的结构，若落在腹盆腔脏器的脏腹膜上，即为腹膜种植转移。

261. 癌和肿瘤是一回事吗？

其实两者是两个概念，"肿瘤"是指所有异型性增殖且失去机体调控的组织细胞的统称，包括良恶性两种；而"癌"是"肿瘤"这一大概念下的一种，特指来源于上皮组织的恶性肿瘤，如常见的胃癌、结直肠癌等。

262. 胃癌能治好吗？

胃癌传统的三大治疗手段即外科手术、化疗、放疗，现在临床上开展许多生物免疫治疗。现如今临床上已经公认早期胃癌可以通过外科手术达到肿瘤的根治性切除，中晚期胃癌的最新治疗进展包括术前的新辅助治疗加手术治疗辅以术后的辅助化疗，部分患者也可以达到肿瘤的完全治愈。晚期胃癌的综合治疗得益于最新的化学药物和靶向治疗药物的研发，可显著延长患者的总生存期。因此对于胃癌患者来说，早诊断、早治疗可达到完全治愈。

263. 有直系亲属因胃癌去世，我是不是也会得胃癌？

如果家族中的直系亲属（兄弟姐妹或父母）有人患有胃癌，可以说胃癌有家族性遗传倾向，即家族谱中有胃癌的易感基因，此基因可以逐代在亲代之间遗传或隔代遗传，但胃癌的发生是内外因素共同作用的长期过程，单独的基因变化并不足以造成胃癌的发生。亲属应该重视身体的异常变化，定期进行复查，如有不适应该积极进行治疗，防患于未然。

264. 患慢性胃炎 20 年了，听说这是一种癌前疾病，应该怎么办？

如有慢性胃炎病史且病史已超过 20 年，慢性胃炎可以确诊很可能是慢性萎缩性胃炎，此时治疗应更为积极，应每年在医院进行胃镜检查，如患有幽门螺杆菌感染的证据则应在大型医院消化科进行正规治疗，若怀疑有局部恶性病变的可能则应胃镜下取活检，明确病变的性质，如有异常则应及时处理。

265. 黏膜内癌是癌吗？

胃的胃壁可分为黏膜、黏膜下层、肌层及浆膜，若胃癌细胞局限在黏膜及黏膜下层均可称为早期胃癌，无论是否有淋巴结的转移。黏膜内癌仅指胃癌细胞局限在胃壁的黏膜层，无侵犯黏膜下层，若经临床确诊则应当立即内镜下切除；若为多点病变则应开腹或腔镜下手术切除，术后根据淋巴结转移情况决定是否行化学治疗。

266. 高级别上皮内瘤变是癌吗？

上皮内瘤变也称为异型性增生，主要表现为上皮细胞的形态学异常，增生异常活跃不受机体调控，且出现核分裂象的增多。通常把Ⅰ、Ⅱ期和Ⅲ级非典型增生分别称为上皮内瘤变Ⅰ、Ⅱ期和Ⅲ级，高级别上皮内瘤变也指Ⅲ级上皮内瘤变，包括原胃癌和异性上皮细胞累及上皮全层的2/3以上的重度不典型增生，属于癌前病变，应当内镜下切除，并定期进行复诊以防止复发。

267. 重度不典型增生是癌吗？

重度不典型增生仅指胃黏膜细胞的异型增生，表现为细胞大小不等，形态多样，排列紊乱，极向丧失。核大深染，核质比例增大，核形不规则，核分裂象增多（一般不见病理性核分裂象）。细胞具有一定程度异型性，但还不足以诊断为癌，仅为异型上皮细胞累及上皮全层的2/3以上。属于癌前病变但不属于胃癌，但并非所有癌前病变都必然转变为癌，也不是所有的癌都可见到明确的癌前病变阶段。

268. 什么是不典型增生？

不典型增生是指胃黏膜细胞的形态学发生变化，细胞异常增生活跃，表现为细胞大小不等，形态多样，排列紊乱，极向丧失。核大深染，核质比例增大，核形不规则，核分裂象增多（一般不见病理性核分裂象）。细胞具有一定程度异型性，但还不足以诊断为癌。

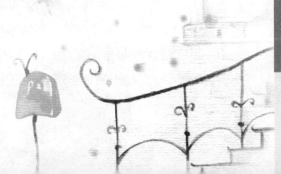

269. 轻中度不典型增生需要做手术吗?

若在胃镜下观察到黏膜的轻中度异型性增生并经活检得到证实,仅需按时进行复查即可,如有异常及时处理同时口服胃黏膜保护的药物,并不需要进行开腹或腔镜下手术治疗。

270. 饮食习惯与胃癌有关吗?

不同人群的饮食习惯差异在胃癌的发生上具有重要意义,一些西部地区如甘肃威武及河南的临县地区是胃癌的高发地区,与当地居民的饮食习惯有一定关系。经常食用盐渍、烟熏、焙烤方法保藏或制作的食品,如腌肉、熏肉、咸鱼、咸菜等摄入量多可增加患胃癌的危险;食用生的新鲜蔬菜、水果、橘科水果和富含纤维食物可降低胃癌发病的风险,其原因可能是这些食品富含抗氧化营养素,如维生素C、维生素E、类胡萝卜素等,在体内抵抗致癌物攻击时能帮助降解致癌物代谢产物和修复机体损伤,从而减少胃癌发病。

271. 胃癌能预防吗?

胃癌的发生是各种内外因素长期作用的结果,口服药物可治疗胃癌的一些癌前疾病如慢性萎缩性胃炎合并幽门螺杆菌的感染,但至今临床上仍无针对胃癌发生的预防性用药。社会上很多针对胃癌患者及家属病急乱投医的心态,鼓吹很多子虚乌有的药物,广大患者及家属应该听从医生的建议选择正规渠道来源的药物。另外多参加体育活动可以增强机体抵抗力,提高身体素质从而预防肿瘤的发生。

272. 胃癌遗传吗?

胃癌具有一定程度上的遗传易感性,可在直系亲属中遗传胃癌的易感基因。但并不代表胃癌一定会在亲代之间遗传,如果家族中有直系亲属患有胃癌,子女应注意身体的不适变化,每年按时检查身体,如有不适及时去医院就诊。

虽然流行病学证据表明环境因素在胃癌的发生中起了重要的作用,但是通过对血型以及慢性胃炎导致胃癌的研究也显示出遗传因素的作用。数十年前就已经知道，A型血的人患胃癌的发病率比O型、B型或AB型血的人高大约20个百分点。同样，这一人群的恶性贫血的发病率也要高出类似的比率。一些数据表明A型血的人与弥漫性胃癌有显著的相关性。据报告，遗传病因学研究已经显示慢性萎缩性胃炎是胃癌的癌前疾病。遗传分离分析显示按照孟德尔的遗传定律，常染色体的隐性基因其外显率依赖于患者的年龄和其母亲患慢性萎缩性胃炎的情况。母亲有慢性萎缩性胃炎的，其子女有48%受到遗传学影响，而没有慢性萎缩性胃炎的母亲，这一数值仅为7%。

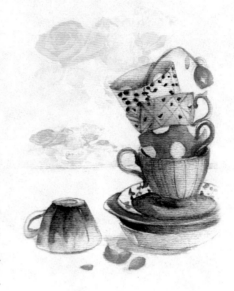

胃癌的家族高发趋势一直以来是人们猜测的重点，并且被重复验证着。研究发现大约10%的胃癌患者有家族遗传史。

273. 胃癌会传染吗？

和所有恶性肿瘤一样，胃癌仅仅是一种机体自身的细胞异常增生，并不在人体的体液或排泄物中存在，因此并不存在传染之说。胃癌患者的家属和朋友完全没有必要惧怕肿瘤在正常人际交往过程中造成互相传染，作为患者的亲属和朋友更应该给患者必要的心理支持，鼓励其战胜癌症的勇气和信心。

274. 胃癌与吸烟有关吗？

吸烟已经是公认的几种常最常见的恶性肿瘤发病的危险因素，咽下或吸入烟草的直接致癌效果可能包括胃癌癌前病变的进展，例如胃炎、消化性溃疡和肠化生。吸烟对胃癌发生的直接影响可能是由于烟草本身的亚硝胺和吸烟者内源性形成的亚硝胺有关。一项研究结果分析显示吸烟人群的胃癌发病风险比不吸烟人群高 1.5~1.6 倍，主要在男性人群。

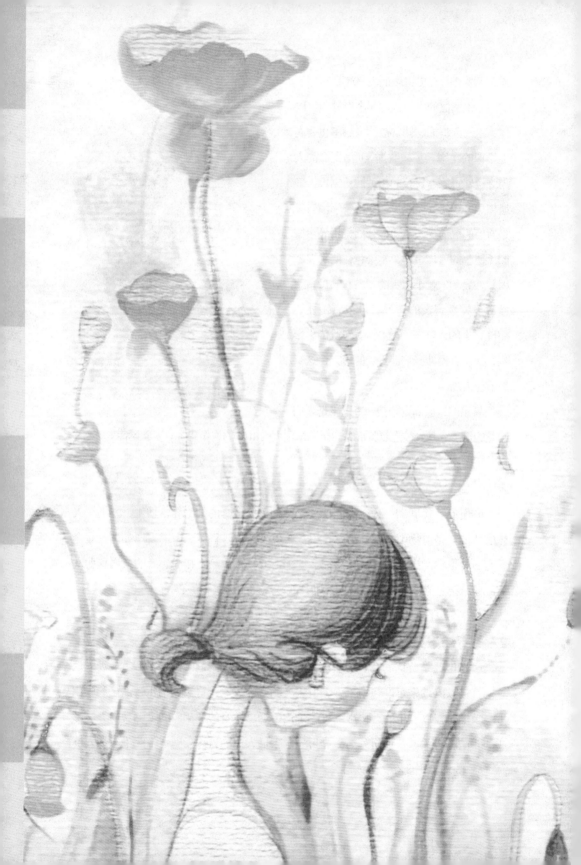

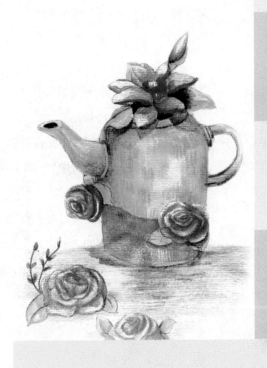

病因探究篇

275. 胃癌的发病原因是什么？

胃癌的发生是一个多因素共同作用的结果。目前已经证实的诱发因素包括不健康的饮食及生活习惯、长期吸烟或饮酒史、没有及时接受治疗的胃内幽门螺杆菌感染、长期迁延不愈的慢性胃炎（尤其是慢性萎缩性胃炎）、胃溃疡、胃息肉、肠上皮化生病史、曾经接受过胃部分切除术病史以及精神长期处于压抑状态等。同时胃癌的发病也具有一定的遗传相关性，有较为明显的家族聚集倾向。

276. 吃哪些食物容易导致胃癌？

不健康的饮食习惯与胃癌的发生密切相关，这类食物包括烟熏、腌渍的鱼肉、高温油炸食品、潮湿霉变的谷物、过多使用食品添加剂的方便食品等。因此，胃癌的发病也会相应的表现出一定的地域性，这与当地的饮食习惯具有相关性，如日常生活中长期食用熏鱼、熏肉、腌肉、腊肉、腊肠、咸菜，由于这类食品中含有较大量的硝酸盐及亚硝酸盐，进入人体胃内会合成出具有强致癌性的亚硝胺类化合物，日常生活中应尽量避免长期食用这些熏制或腌渍的食物。平时应以新鲜鱼、肉、蔬菜、水果和干燥的谷物为主，养成健康的饮食习惯，可以相应降低胃癌的发病概率，饮食中的新鲜蔬菜和豆制品可以起到一定的保护作用。

277. 为什么说胃癌发病与饮酒有关？

目前对于饮酒与胃癌发生的关系仍然存在一定争议，乙醇并不是一种明确的致癌物，但是长期大量饮酒，特别是长期大量饮用高度白酒的人群与其他人群相比，罹患胃癌的风险有所增加。究其原因，可能与两方面因素有关：一方面，烈性酒在饮用后容易对胃黏膜造成直接损伤，增加胃黏膜对致癌物的通透性，同时也会增加罹患慢性胃炎或胃溃疡的风险；另一方面，烈性酒中含量较高的乙醇可能会成为某些致癌物的溶剂，促进人体对致癌物的吸收。尽管对于饮酒导致胃癌发生风险升高的确切机制目前尚不清楚，但是已有大量研究结果证实，饮酒与吸烟在增加胃癌发生风险方面具有明确的协同作用。因此，日常生活中还是应该尽量养成少饮酒或不饮酒的良好习惯。

278. 幽门螺杆菌与胃癌有什么关系？

幽门螺杆菌是一种对生长条件要求十分苛刻的特殊细菌，也是目前所知能够在胃中生存的唯一细菌，人群中幽门螺杆菌感染率约为 40%，是比较常见的细菌感染。感染幽门螺杆菌后，可能使人群患胃癌的危险性增加 2.7~12 倍，正是基于这一研究结果，世界卫生组织下属的国际癌症研究所将幽门螺杆菌确定为 Ⅰ 类致癌物。感染了幽门螺杆菌后，患者若不接受治疗，感染是无法自愈的。因此，一旦诊断幽门螺杆菌感染后，应积极、正规地接受治疗，尽早消除这一危险因素所带来的潜在致癌风险。

279. 如何检测有没有幽门螺杆菌？

目前检测幽门螺杆菌主要有无创性检测和有创性检测两大类检测方法。无创性检测的方法主要有两种，即血清检测法和尿素呼气试验。血清检测法的优点是特异性高（接近 100%），而且能够进行定量分析，缺点是无法判断是曾经感染过还是目前处于感染状态，而尿素呼气试验是通过受试者口服 ^{13}C 或 ^{14}C 标记的尿素后，收集受试者的呼气标本，如果受试者感染了幽门螺杆菌，会将同位素标记的尿素分解产生二氧化碳，如果能够在受试者的呼气标本中检测到有 ^{13}C 或 ^{14}C 标记的二氧化碳，则可以证实患者感染有幽门螺杆菌，这种检测方法具有简单、快捷、检测结果可靠的特点，因此在临床上也是应用最为方便和广泛的一种检测方法。而有创性检测则需要在胃镜检查过程中活检取得胃黏膜组织，再通过尿素酶法、细菌培养法或病理学检测法获得诊断。在临床工作中，一般会首选无创性的尿素呼气试验法。

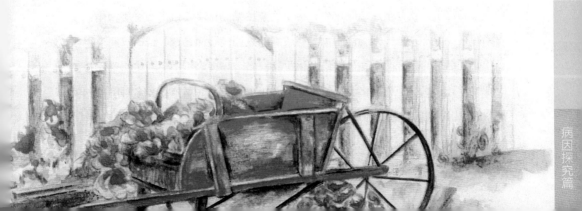

280. 如何消灭幽门螺杆菌?

在临床治疗时通常会按照如下原则选择合理的治疗方案:①联合用药;②对幽门螺杆菌的根除率>80%,最好在90%以上;③无明显不良反应,患者耐受性好;④经济上可承受。在治疗终止后至少1个月后,通过细菌学、病理组织学或同位素检测方法证实已无幽门螺杆菌存在,才能诊断已将患者体内幽门螺杆菌根除。

要达到根除幽门螺杆菌的目的需要从几个方面着手:首先应先注意口腔卫生,可以更换牙具解决口腔问题,如蛀牙、牙结石等。其次配合联合药物治疗,通常是应用一或两种抗生素加一种胃黏膜保护剂(如奥美拉唑等),疗程一般为2周。如果合并胃溃疡的患者可适当延长治疗时间。

281. 长期胃炎、胃溃疡是否会变成胃癌?

慢性浅表性胃炎及胃溃疡与胃癌的发病时间的确存在着一定的相关性,但并非所有慢性胃炎或胃溃疡的患者最终都会恶变为胃癌。慢性浅表性胃炎是成年人的一种常见病,如果不加以注意,随着病情的进展,有可能会发展为胃溃疡或慢性萎缩性胃炎,在不断的损伤、修复过程中,某些细胞会发生异型性,而细胞的异型增生与胃癌的发生关系密切。有研究结果报道,慢性胃炎伴严重萎缩的患者与胃黏膜正常人群相比,胃癌的十年累计危险性显著增高,说明慢性萎缩性胃炎与胃癌的发生关系密切。因此,对于慢性胃炎或胃溃疡一定要做到早诊断、早治疗,降低由此导致胃癌发生的风险。

282. 肠上皮化生与胃癌的关系是什么?

肠上皮化生是指正常的胃黏膜上皮被肠型上皮所取代,根据肠上皮化生分泌黏液的情况及性质,可将肠上皮化生分为四种类型:①完全性小肠化生;②不完全性小肠化生;③完全性结肠化生;④不完全性结肠化生。以上四种类型中,仅有第四种(即不完全性结肠化生)具有较高的致癌危险性,这一结论已经获得了多项研究结果的印证。不完全性结肠化生具有多个与胃癌相类似的生物学特征:①细胞形态和组织结构分化不成熟;②会分泌出大量硫酸黏液;③多种肿瘤相关抗原的检出率增高;④遗传物质DNA含量异常增加。因此,目前多数研究认为,不完全性结肠化生具有较高的胃癌致病危险性。

283. 肠上皮化生是否需要治疗？

　　慢性胃炎常伴有肠上皮化生，因此肠上皮化生在成年人中也十分常见。如前所述，在四种类型的肠上皮化生中目前已经证实仅有不完全性结肠化生与胃癌的发生关系较为密切，因此对于诊断这种类型的肠上皮化生，应该采取较为积极的态度进行治疗，而其他三种类型的肠上皮化生尽管不能放任不管，但也绝无必要过度担心。目前对于肠上皮化生还没有什么特效药物，通常治疗时会要求患者保持心态的放松，戒烟、限酒，避免食用对胃刺激性较强的药物和食物，同时保持相对健康的饮食习惯，定时定量，另外再辅以保护胃黏膜药物或消除损害胃黏膜因素的药物进行治疗，如生胃酮、磷酸铝和麦滋林-S颗粒等。对于药物治疗无效的严重肠上皮化生，目前也有一些医疗机构尝试采用胃黏膜剥脱术等有创性方法进行治疗，但其长期疗效及远期不良反应等问题仍有待进一步的研究论证。

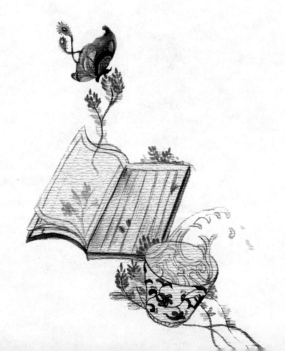

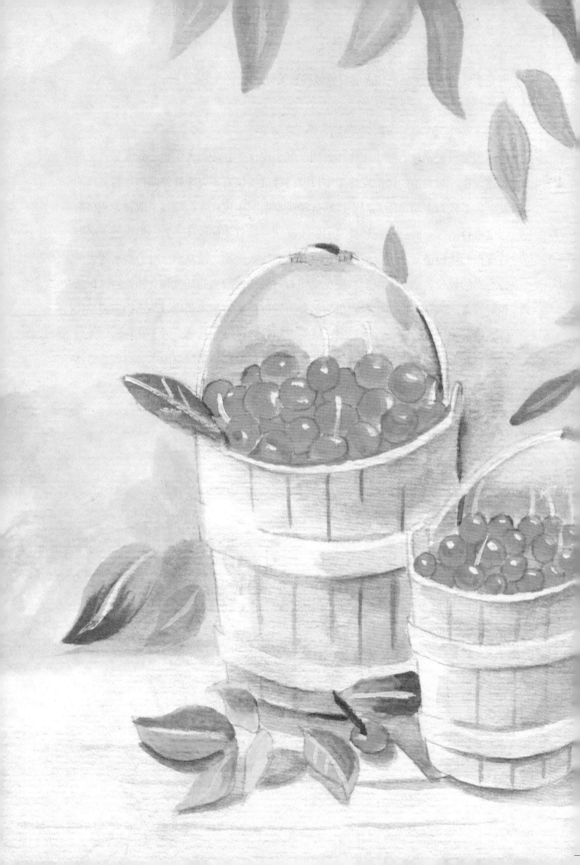